Ik bepaal

Ik bepaal

Stap voor stap naar mijn juiste gewicht

J. Zuidema-Cazemier

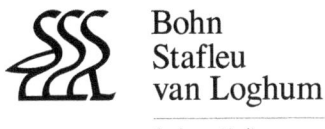

Houten 2010

© 2010 Bohn Stafleu van Loghum, onderdeel van Springer Uitgeverij

Alle rechten voorbehouden. Niets uit deze uitgave mag worden verveelvoudigd, opgeslagen in een geautomatiseerd gegevensbestand, of openbaar gemaakt, in enige vorm of op enige wijze, hetzij elektronisch, mechanisch, door fotokopieën of opnamen, hetzij op enige andere manier, zonder voorafgaande schriftelijke toestemming van de uitgever.

Voor zover het maken van kopieën uit deze uitgave is toegestaan op grond van artikel 16b Auteurswet j° het Besluit van 20 juni 1974, Stb. 351, zoals gewijzigd bij Besluit van 23 augustus 1985, Stb. 471 en artikel 17 Auteurswet, dient men de daarvoor wettelijk verschuldigde vergoedingen te voldoen aan de Stichting Reprorecht (Postbus 3051, 2130 KB Hoofddorp). Voor het overnemen van (een) gedeelte(n) uit deze uitgave in bloemlezingen, readers en andere compilatiewerken (artikel 16 Auteurswet) dient men zich tot de uitgever te wenden.

Samensteller(s) en uitgever zijn zich volledig bewust van hun taak een betrouwbare uitgave te verzorgen. Niettemin kunnen zij geen aansprakelijkheid aanvaarden voor drukfouten en andere onjuistheden die eventueel in deze uitgave voorkomen.

ISBN 978 90 313 8344 3
NUR 860

Ontwerp omslag: A-Graphics Design, Apeldoorn
Ontwerp binnenwerk: Studio Bassa, Culemborg
Automatische opmaak: Cross Media Solutions – Ten Brink, Alphen aan den Rijn
Foto's: Getty Images, Studio Voorhuis, Pascale Pander en Het Voedingscentrum
Illustraties: Lex Dirkse

Bohn Stafleu van Loghum
Het Spoor 2
Postbus 246
3990 GA Houten

www.bsl.nl

Dit boek is tot stand gekomen mede dankzij mijn man en kinderen, familie, vrienden en collega's.
Ieder heeft op zijn of haar manier een waardevolle bijdrage geleverd.
Mijn dank hiervoor is groot!

Inhoud

	Voor wie is dit boek bestemd?	9
	De sleutel tot succes	10
	Hoe gebruik je dit boek?	16
1	**Voorbereiden**	17
1.1	☐ Een beloning kiezen	17
1.2	☐ Helpers inschakelen	20
1.3	☐ De keuken make-over	24
1.4	☐ Je gezondheid beoordelen	28
1.5	☐ Een dagboekje bijhouden	31
1.6	☐ Het bepalen van je streefgewicht	36
1.7	☐ Hoeveel moet jij tanken?	40
1.8	☐ De rol van je partner	43
1.9	☐ Het effect van stress	46
1.10	☐ Het morgen-begin-ik-wel-weer-met-lijnen effect	50
1.11	☐ (Di)eetpiekeren	53
1.12	☐ Je bent een gewoontedier	56
2	**Goed om te weten**	60
2.1	☐ Je binnenste buiten	60
2.2	☐ De weg van je voedsel	61
2.3	☐ Smakelijk eten!	64
2.4	☐ En nu je lichaam in!	67
2.5	☐ Ben je in balans met je bioritme?	69
2.6	☐ Je bent een oeroude alleseter	73
2.7	☐ Wat doen de voedingsstoffen voor je?	75
2.8	☐ Je energiereserve	78
2.9	☐ Wanneer heb je honger, wanneer niet?	81
2.10	☐ Je gewicht schommelt omlaag	85

3		**Anders eten**	89
3.1	☐	Eten op vaste tijden	89
3.2	☐	Eten met aandacht	93
3.3	☐	Begin je dag met een glas water	95
3.4	☐	Elke dag voldoende fruit	96
3.5	☐	Beleg je brood dun	99
3.6	☐	Ontbijt je fit!	100
3.7	☐	Beste vrienden met de groenteboer	107
3.8	☐	Drink je gezond	110
3.9	☐	Bewegen	114
3.10	☐	Lekker lunchen	119
3.11	☐	Wat wil je tussendoor?	124
3.12	☐	Vezels	126
3.13	☐	De warme maaltijd	129
4		**Verleidingen weerstaan**	136
4.1	☐	Bepaal zelf je portiegrootte	136
4.2	☐	De invloed van reclame	139
4.3	☐	Nachtelijk koelkast bezoek	143
4.4	☐	Alcoholische dranken	145
4.5	☐	Eetbuien	150
5		**Eerste hulp bij...**	154
5.1	☐	Eerste hulp bij een etentje	154
5.2	☐	Eerste hulp bij feestjes	157
5.3	☐	Eerste hulp bij visite	162
5.4	☐	Eerste hulp bij vakantie	165
5.5	☐	Eerste hulp bij de feestdagen	168
5.6	☐	Eerste hulp bij een ingrijpende gebeurtenis	172

Meer informatie?   175

Register   178

Voor wie is dit boek bestemd?

Dit boek is voor jou bestemd als je meer dan 5 kilo gewicht wil verliezen en
- je voor de eerste keer gaat lijnen;
- je al vaker hebt gelijnd en weer op je oude gewicht bent teruggekomen of zelfs zwaarder bent geworden;
- je zoekt naar een manier om je gewicht blijvend omlaag te brengen.

De sleutel tot succes

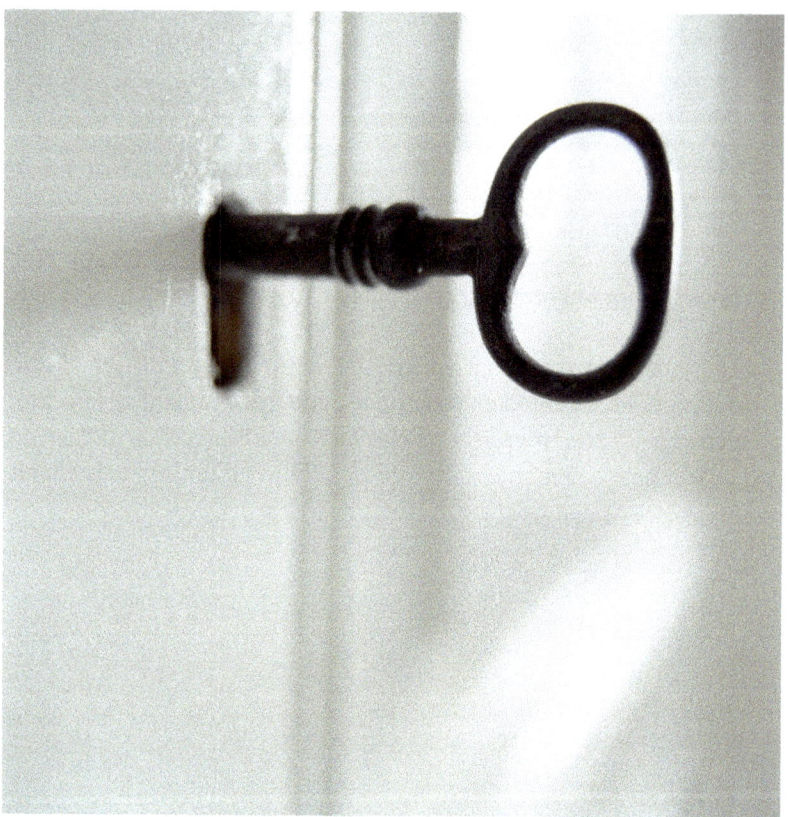

Dit is een inleiding die je niet mag overslaan! Ook niet als je staat te popelen om aan de slag te gaan met de eerste tip om gewicht te verliezen.
Wat je in deze inleiding leest, is achtergrondinformatie die je nodig hebt om het maximale uit dit boek te halen. Afvallen is – zoals je waarschijnlijk al hebt ondervonden – niet eenvoudig.
Als lijnen makkelijk was, zou er allang een oplossing zijn gevonden. Dan waren er niet zoveel zware mensen op de wereld.

De inzichten, die ik, als ervaren diëtist en docent voedingsleer, eerst met je wil delen, zijn:
- Lijnen op wilskracht alleen werkt niet.
- Een goede voorbereiding is heel belangrijk.
- Kennis is kracht.

- Met kleine veranderingen boek je groot succes.
- Verander alleen iets als je er echt aan toe bent.

Deze inzichten vormen de sleutel tot succes en de basis voor dit boek. De rest van het boek bestaat uit 46 onderwerpen. Elk onderwerp is een stap op weg naar blijvend gewichtsverlies. Dit lijken misschien veel stappen, maar er zijn dan ook veel verschillende factoren die een rol spelen bij overgewicht en lijnen. Misschien zijn niet alle onderdelen van toepassing op jou. Of doe je bepaalde onderdelen al zo goed, dat je ze kunt overslaan.

Alle onderdelen zijn met zorg gekozen, op basis van wetenschappelijke kennis en mijn jarenlange ervaring. Maar ook op basis van ervaringen van andere lijners. Allemaal onderwerpen die mogelijk voor jou ook een rol spelen bij je gewicht.

Lijnen op wilskracht alleen werkt niet

Als je begint met afvallen is wilskracht heel nuttig. Het is een enorme stimulans als het je lukt om in korte tijd gewicht kwijt te raken. Je hebt snel resultaat.

Wilskracht is echter heel erg afhankelijk van emoties. En emoties schommelen. Als je namelijk een paar kilo bent afgevallen, zullen de nadelen van je overgewicht ineens minder zwaar wegen, terwijl de nadelen van het lijnen juist meer op de voorgrond treden. Je bent niet meteen zo slank en fit als je wilt, maar je moet wel steeds van alles laten staan.

Een kortdurende motivatie werkt ook maar kort. Als je lijnt omdat je binnenkort in bikini het strand op wil, dan werkt die motivatie alleen maar gedurende de tijd dat het strandweer is.

Je helpt jezelf beter als je een reden hebt, die op de langere termijn nog steeds belangrijk voor je is. Je gezondheid is zo'n reden. En dan nog: je ervaart het positieve effect vaak niet zo duidelijk en niet zo snel. Dat maakt het voor iedereen heel moeilijk om lijnen vol te houden.

> Om te voorkomen dat jij vooral op wilskracht lijnt, leer je in dit boek heel veel over je lichaam en gezondheid. Het staat barstensvol tips om je te helpen het lijnen vol te houden.

De kracht van een goede voorbereiding

Als je ergens aan begint, vooral aan iets nieuws of iets groots, is het verstandig als je je erop voorbereidt. Ga je op vakantie, dan zoek je eerst een leuke bestemming uit. Je praat erover met vrienden. Je kijkt op internet wat andere vakantiegangers van die plek vonden. Je leest folders of boeken door.
Dan zoek je uit wat je allemaal mee zal nemen. Je koopt nog wat spulletjes die je nodig hebt. Vervolgens pak je alles zorgvuldig in, het is meestal passen en meten. Je houdt misschien een kleine tas apart, voor de eerste overnachting op weg naar je bestemming. Je zorgt voor eten en drinken voor onderweg. Je bepaalt vooraf de route die je gaat rijden. Paspoorten, medicijnen mee? Voldoende benzine getankt? Huis netjes achtergelaten en iemand geregeld voor de plantjes? Dan kan je eindelijk op weg.
Dat je goed voorbereid op vakantie gaat, vind je heel vanzelfsprekend. Maar je voorbereiden op afvallen, wat veel en lang invloed heeft op jouw leven, vind je waarschijnlijk niet zo vanzelfsprekend. Je begint er gewoon maar aan en meestal gaat het in het begin ook prima. Maar even zo vaak is het te moeilijk om lang vol te houden. Dan geef je het maar weer op en raak je erg teleurgesteld in jezelf.

Als je je net zo voorbereidt op het lijnen als op een vakantie, merk je dat die 'reis' veel beter zal bevallen. Als je weet waar je aan begint, word je minder verrast door moeilijke momenten. Je hebt het veel meer zelf in de hand. Dat maakt dat je niet langer het gevoel hebt dat je het zult 'moeten volhouden', maar dat je nieuwe gewoonten aanleert. Dat je je sterk gaat voelen, in plaats van teleurgesteld in jezelf. Dus geef jezelf bij elk onderdeel een eerlijke kans om iets nieuws aan te leren, dat je zal helpen af te vallen en op gewicht te blijven. En gun jezelf de tijd om je voor te bereiden en om te veranderen.

> Omdat een goede voorbereiding zo belangrijk is, wordt hier in dit boek veel aandacht aan besteed, onder het deel 'Voorbereiden'.

Kennis is kracht

Leer hoe je lijf werkt en hoe je lichaam en je geest samenwerken. Lees over hoe anderen hier slim 'misbruik' van maken, zodat jij er uiteindelijk dikker van wordt. Kennis is een belangrijk wapen om af te vallen en op gewicht te blijven. Je begrijpt namelijk veel beter waarom je verleidingen soms echt niet kunt weerstaan. Zo help je jezelf snel uit de put als je lijnpoging mislukt. Met de tips en trucs uit dit boek lukt het je zeker om blijvend af te vallen.

> Bij elk onderdeel in dit boek is een stukje theorie verwerkt. Sommige onderdelen bevatten zelfs alleen maar kennis. Deze vind je in het deel 'Goed om te weten'. Zo leer je veel over de werking van je lichaam, geest en allerlei andere invloeden op jouw gewicht.

Kleine veranderingen, groot succes

Als je denkt dat je wilt afvallen, wil je het tegelijkertijd ook niet. Ja, je wilt natuurlijk heel graag slank zijn en blijven. Maar de moeite die je ervoor moet doen, gedurende een lange tijd, dat wil je liever niet. Afvallen in kleine stapjes helpt je om het ook te willen dóen. En alleen als je het ook wilt dóen, houd je het vol.

Als je gaat lijnen strijd je tegelijkertijd tegen angst. Angst dat het zal mislukken. Dat je toch weer op het punt komt waarop je het opgeeft en jezelf en anderen teleurstelt. Angst dat anderen om je heen je niet meer serieus nemen, als je voor de zoveelste keer aankondigt dat je gaat lijnen. Dat iemand vervelende opmerkingen zal maken. Angst dat je weer naar iets lekkers zal grijpen als je je verdrietig voelt. Angst omdat je nu toch echt zal moeten gaan sporten, wat je helemaal niet leuk vindt. Of omdat anderen dan zo naar je kijken.
Je maakt je misschien ook zorgen over de verwachtingen die je hebt als je slank bent; komen die ook echt uit? Vind je dan wél die leuke partner?
Als je dik bent, voel je je misschien onaantrekkelijker en geeft je dat juist een veilig gevoel. In een slank lichaam ben je veel kwetsbaarder. Of heb je angst voor het verslappen van je huid en dat je dan ook nog naar de plastisch chirurg moet?

Kortom: angst voor de nieuwe situatie én angst om het oude los te laten. Dat deze angsten reëel zijn, weet je zelf misschien maar al te goed uit ervaring of uit ervaringen om je heen.

De mens is zeer gehecht aan gewoonten. Deze geven ons een gevoel van veiligheid. En gevoel van veiligheid vermindert de angstgevoelens. Je bent ook gevoeliger voor verlies dan voor winst. Met andere woorden; als iets mislukt vinden we dat véél erger dan het fijne gevoel dat we hebben als iets wél lukt.

Angst is een heel nuttig gevoel. Als er iets gevaarlijks op je pad komt, zorgt angst ervoor dat je wegrent of dat je je verdedigt. Als iets pijn doet, zorgt angst ervoor dat je voorzichtig bent.

Elke verandering, hoe klein ook, of deze nu positief of negatief is, wekt een zekere angst op. Logisch, want aan elke verandering zitten altijd voor- én nadelen.

> Als je gaat lijnen is een mogelijk voordeel dat je leukere kleren kunt dragen, maar een nadeel is misschien dat je er geen geld voor hebt. Een voordeel is dat je partner trots op je is, maar een nadeel is dat je minder vaak samen gezellig een wijntje kan drinken.

Afvallen is een zeer ingrijpende verandering in jouw leven en heeft bovendien effect op de mensen om je heen. Het wekt, bewust of onbewust, angst op.

Als je echt wilt afvallen, wat een hele positieve verandering is in je leven, dan is al die angst niet handig. Het houdt je tegen om het te doen, of om het goed te doen.

Angst voorkom je door het grote veranderproces waarin je nu zit, te nemen in veel, en kleine stapjes in de richting van jouw doel. Als je bij een kleine verandering succes boekt, geeft dit je een positief gevoel en kracht om door te gaan.

> Elk onderdeel in dit boek is een veranderstap. Bijna elk onderdeel in dit boek bevat veel tips en trucs. Allemaal kleinere stapjes op zich, die je kunt zetten om succesvol af te vallen en op gewicht te blijven. Zo heb je alle kans van slagen.

Verander alleen iets als je er echt aan toe bent

Je kunt alleen iets veranderen als je het ook als een probleem ervaart. En als het je gelukt is te veranderen, heb je vaak veel moeite om niet weer in je oude gedrag terug te vallen. Dit gebeurt bij elke verandering van gewoonten die je in je leven moet doorvoeren om succesvol te kunnen afvallen.

Merk je straks bij het lezen van dit boek dat je vaak twijfelt om een onderdeel aan te pakken? Dan kan het zijn dat angst een grote rol speelt. Of dat het onderwerp voor jou echt niet van toepassing is. Of dat het op dit moment in jouw leven niet zo'n grote rol speelt. Misschien ben je dan gewoon nog niet toe aan afvallen of aan dat onderdeel. Dat geeft niks. Wellicht kom je er in een later stadium vanzelf op terug, als je er wel klaar voor bent. Misschien ook niet. Even goede vrienden. Ga door met een ander onderwerp dat je wel aanspreekt.

> Bij sommige onderdelen in het boek wordt er van je gevraagd te beslissen of dat onderdeel ook een aandachtspunt is voor jou en of het ook op dit moment belangrijk voor je is.

Hoe gebruik je dit boek?

Het boek heeft een bewust gekozen opbouw. Het bestaat uit de volgende delen: 'Voorbereiden', 'Goed om te weten', 'Anders eten', 'Verleidingen weerstaan' en 'Eerste hulp bij'. Elk deel bestaat uit een aantal onderwerpen.

Elk onderwerp in dit boek zal voor jou in meer of mindere mate een rol spelen bij je gewichtsprobleem. En dit kan het ene moment een grotere rol spelen dan het andere moment. Daarom kun je dit boek gebruiken zoals het voor jou het beste werkt.
Je kunt de onderdelen lezen in de volgorde waarin ze in het boek de revue passeren. Na een onderdeel kun je direct aan een nieuwe beginnen. Daar kun je ook mee wachten tot je zeker weet dat je het vorige onderwerp 'beheerst'. Kom je een onderwerp tegen dat je op dat moment nog even niet wilt aanpakken, bewaar dit dan gewoon voor later. Lees een onderdeel ook gerust meer dan één keer.
Kris kras door het boek gaan, kan natuurlijk ook. Je weet zelf als beste welk onderdeel voor jou op een bepaald moment belangrijk is. Elk onderdeel bevat veel tips en trucs, die je kunt gebruiken. Bekijk welke het beste passen bij jouw leefstijl. Alleen dan hebben ze de meeste kans van slagen.
Bij bepaalde onderwerpen denk je misschien: dit doe ik al helemaal goed! Dan is het ook fijn om te lezen dat je zo goed op weg bent.
De inhoudsopgave van het boek helpt je als geheugensteuntje. Je kunt elk onderdeel afvinken dat je goed onder de knie hebt. Zo zie je precies wat je al goed doet en wat je nog aandacht kunt geven.

Ten slotte

Zorg voor je lichaam zoals een goede eigenaar zorgt voor zijn bedrijf. Plan vooruit, ontwikkel je sterke kanten en weet wat je zwakke kanten zijn. Stel realistische doelen voor jezelf en schakel helpers in – mensen in je naaste omgeving en/of professionals – als je die nodig hebt. Tel je winst en stel je werkwijze bij als je verliezen lijdt. Dit boek zal je helpen alle kracht en kennis te verzamelen die je nodig hebt om jouw lichaam (weer) een goedlopend, gezond bedrijf te laten zijn!

I Voorbereiden

1.1 Een beloning kiezen

Jezelf belonen met iets wat je leuk vindt om te hebben of te doen, iets anders dan eten, helpt mee om af te vallen en je gewicht op peil te houden.

WAAROM JEZELF BELONEN HELPT

Als je veel gewicht wilt kwijtraken en je nieuwe gewicht wilt behouden, is dat een lange weg. Eigenlijk ben je er een groot deel van je leven mee zoet. Lijnen gaat vaak een tijd goed. Maar dan gaat het weer niet goed en ben je misschien wel zwaarder dan voorheen. Lijnen op wilskracht en motivatie alleen is niet mogelijk.

> Als je jezelf tijdens het lijnen beloont voor kleine stapjes, houd je het langer vol.

Ben je iemand die zichzelf makkelijk wegcijfert voor anderen? Dan is dit waarschijnlijk een moeilijke opdracht voor je. Jezelf iets gunnen is dan ook wel meteen de allerbelangrijkste opdracht in dit boek voor jou!

Het kunnen dingen zijn die geld kosten, maar noodzakelijk is dit natuurlijk niet. Als het geld kost, dan ga je er vanaf nu voor sparen. Straf jezelf niet voor dat wat mislukt, maar beloon jezelf voor dat wat goed gaat. Bij de opvoeding van je kind werkt dit heel goed, dus voor jezelf ook! Het bedrag bepaal je zelf. Zorg ervoor dat je beloning niet te lang op zich laat wachten. Neem bijvoorbeeld niet langer dan een maand of 3, anders is het net zo min te overzien als het lijnen zelf.

ZO BELOON JE JEZELF

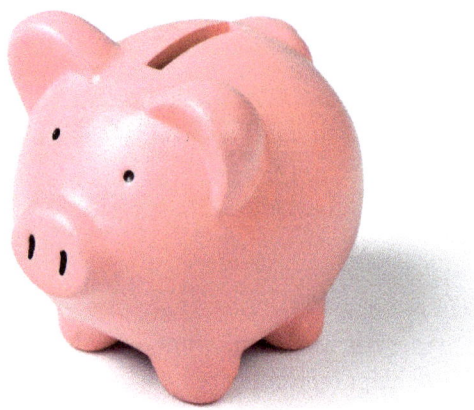

Waarvoor spaar je?

Bedenk voor jezelf iets wat je heel graag zou willen doen of hebben. Het kan iets kleins of iets groots zijn, maar het moet wel iets zijn wat haalbaar is. De kunst is om jezelf in elk geval niet te belonen met iets eetbaars.

Misschien heb je heel veel moeite om iets te verzinnen wat je heel graag zou willen doen of hebben. Soms helpt het om aan vroeger te denken; wat vond je toen leuk? Of wil je juist iets doen wat je nog nooit eerder hebt gedaan?

Tips van anderen

'Ik had hele leuke oorbellen gezien, die ik graag wilde hebben.'
'Ik wilde graag met mijn man een avondje naar de film. Met de kinderen komen we er nooit aan toe iets samen te doen. Ik spaarde voor de kaartjes en voor de oppas.'
'Ik wilde altijd al een keer naar het Thialfstadion, naar een echte internationale schaatswedstrijd. Die sfeer leek me geweldig! Met een oranje hoed op heb ik staan aanmoedigen! Het was een geweldige dag!'
'Met een eigen zaak en een druk gezin neem ik eigenlijk nooit

tijd voor mezelf. Vroeger ging ik graag karten met een goeie vriend van me, die ik nu trouwens nog zelden zie. Ik heb hem opgebeld en gevraagd of hij weer een keer meewilde. Hij was heel blij verrast! Dit had ik echt nodig.'
'Na een dag hard werken, hing ik 's avonds altijd voor de tv. Hier wilde ik verandering in brengen. Ik heb gespaard voor een abonnement op een tijdschrift dat ik al heel lang wilde hebben.'
'Met mijn kleinkind mee met een rondvaartboot! Dat kwam meteen bij me op.'
'Ik wilde sparen voor een flesje parfum dat ik eigenlijk altijd te duur vond.'
'Vroeger luisterde ik heel veel naar muziek, de laatste jaren komt het er nooit meer van. Ik koos voor een cd.'
'Een nieuwe spijkerbroek, dat was niet moeilijk kiezen!'
'Een avondje naar de sauna, dat is voor mij echt een traktatie!'
'Ik koos voor een fietscomputer. Ik ben al heel goed bezig met sporten, maar zo kan ik mijn vooruitgang goed zien.'

En nu jij...
Heb je iets bedacht? Mooi!

HOE SPAAR JE?
Gebruik hiervoor een eigen spaarpotje. Zo voorkom je dat het geld weer gewoon met de wekelijkse boodschappen verdwijnt.

Hoeveel spaar je?
Hoeveel geld je elke keer spaart bepaal je zelf. Laat het afhangen van waarvoor je spaart, maar ook van de periode waarin je dat geld bij elkaar wil krijgen. Deze periode moet niet te lang zijn.

Wanneer zet je wat opzij?
Bijvoorbeeld elke week dat je bezig bent met afvallen, of je nu wel of geen goede week hebt!
Of je doet het geld dat je uitspaart door niet die lekkere chocolade te kopen, waar je mee in je handen stond, in de spaarpot (zie 1.5 'Een dagboekje bijhouden').

1.2   Helpers inschakelen

Als je lijnt voel je je er vaak alleen voor staan. Je probeert nu, met dit boek, af te vallen. Maar als je vragen hebt, aan wie kan je ze dan stellen? En als je iets aan je eigen individuele situatie aan wilt passen? Steun uit je omgeving kan je geweldig helpen af te vallen en op gewicht te blijven. Stel je eigen krachtteam samen.

> Het kan zijn dat deze opdracht je nu niks lijkt. Bijvoorbeeld als je vindt dat je het alleen moet kunnen. Als je denkt dat de mensen om je heen je meer in de put helpen dan eruit. Als je anderen niet wil belasten. Als je bang bent dat je ze alleen maar weer zal teleurstellen. Als je zelf het liefste alles in de hand wil houden. Of ben je iemand die meer voor anderen zorgt dan voor jezelf? Ik wil je toch vragen om eerst het hele onderdeel door te lezen. Weet je daarna zeker dat je deze opdracht niets voor jou vindt, sla hem dan over. Misschien komt het in een later stadium nog van pas, misschien ook niet.

DE KRACHT VAN HELPERS

Als afvallen zo makkelijk was
Als afvallen en op gewicht blijven zo makkelijk was, dan zouden er niet zoveel zware mensen op de wereld zijn. Dan was de beste oplossing allang uitgevonden.
Lijnen is een groot en lang gevecht tegen jezelf en de verleidingen uit je omgeving. Het kost je veel aandacht, kracht en energie. Er zijn zoveel kanten aan het lijnen, waardoor het zo lastig is; je lichaamsbouw, het veranderen van gewoonten en je gedachten, de kennis over gezond en ongezond eten, je bewegingspatroon, de invloed van de mensen om je heen, de stressvolle wereld waarin wij leven, de overvloed in de winkels, de reclames die je voortdurend veel willen laten eten. Als je iets neemt wat je eigenlijk beter niet had kunnen doen, ben jij daar uiteindelijk zelf verantwoordelijk voor. Hier moet je allemaal tegen vechten.

Misschien vind je dat je zelf verantwoordelijk bent voor het gewicht dat je nu hebt. En dat je het daarom ook alleen moet oplossen en niemand anders ermee moet belasten. Dat is op zich een hele bewonderenswaardige gedachte! Belangrijk hieraan is dat je inziet dat je gewicht een probleem is. En dat jij je verandering in eigen hand neemt. Maar als het bovenstaande verhaal nu niet jezelf betrof maar een hele goede vriend of vriendin. Zou je dan diegene niet willen helpen? Zou je dan niet vinden dat die alle hulp en oprechte steun kan gebruiken?

Wil je alles alleen doen?
Dit boek heb je gekocht, om op eigen kracht te kunnen lijnen en op gewicht te blijven. Daar ben je nu druk mee bezig. Maar dat wil niet zeggen dat je alles in je eentje moet doen! Niemand kan zo'n grote klus in z'n eentje klaren. Hulp vragen is juist een kracht!
Als je iemand bent die altijd voor anderen zorgt, is hulp vragen een moeilijke stap. Als je zelf altijd alles in de hand wil houden, is het moeilijk om op anderen te leunen. Als anderen vermoeid zuchten bij jouw zoveelste dieetpoging, durf je ze niet nogmaals om hulp te vragen.

En toch heb je anderen nodig!
Verschillende mensen steunen je op verschillende manieren. Zorg voor je eigen krachtteam. Denk hierbij aan je huisarts, een diëtist, een psycholoog, een haptotherapeut, een trainer of fysiotherapeut, je huisgenoten, je vrienden en een medestander.

ZO STEL JE JE EIGEN KRACHTTEAM SAMEN

De gezondheidshelper
Je huisarts is een belangrijke partij. Hij of zij weet precies hoe gezond je lichaam is. Als je afvalt, verbetert je gezondheid. Dit kan bijvoorbeeld worden gemeten met de bloeddruk en bloedwaarden, zoals cholesterol en bloedglucose. Spreek samen af hoe de vooruitgang van jouw gezondheid zal worden bepaald en hoe vaak.
Ook kent je huisarts diëtisten, psychologen, fysiotherapeuten of haptotherapeuten die je aan je team kunt toevoegen. De zorg van de huisarts is gratis.

De voedingshelper
Een diëtist is deskundige op het gebied van voeding en eetgedrag bij ziekte en gezondheid. Dat betekent dat ze veel kennis heeft over de werking van je lichaam. Maar ook over de effecten van voeding op je lichaam (bij ziekten, gezondheid en sport) en over de effecten van

ziekte en medicatie op je voeding. Ze weet alles over de samenstelling en bereiding van voedingsmiddelen. Als iemand weet hoe moeilijk het is om af te vallen en op gewicht te blijven, is zij het wel!

Ze zal met je kijken naar je eet- en beweeggewoonten. Hoe het komt dat je te zwaar bent geworden. En hoe je situatie nu is, thuis, op je werk en in je vrije tijd.

Daarna zal ze je helpen met het bepalen van haalbare doelen. Denk aan je streefgewicht en/of buikomvang en de tijd waarin je dit kunt bereiken. Aan de hand van je bloedwaarden en met een weegschaal, meetlint en een bioimpedantiemeter kan ze je vooruitgang goed laten zien.

Zij geeft je objectieve informatie en advies over voeding, afgestemd op je (gezins)situatie en je budget. Ze voorziet je van lekkere recepten. Zij heeft de juiste kennis om alle nieuwe producten, die voortdurend in de winkel verschijnen, voor jouw situatie op waarde te schatten.

Ze steunt je door 'dik naar dun' met al haar ervaring en kennis. Zeker als je naast je gewicht met andere gezondheidsklachten kampt waarbij voeding een belangrijke rol speelt, bijvoorbeeld hoge bloeddruk, een hoog cholesterol en diabetes. Dan is zij de aangewezen deskundige op het gebied van voeding.

De zorg van de diëtist wordt vergoed door de basisverzekering en aanvullende zorgverzekeringen.

De hoofdhelper

Een psycholoog of gedragstherapeut kan je helpen als je problemen bij het lijnen vooral gewoonten en gedachten zijn: hoe je ermee omgaat, hoe je erover denkt, wat je voelt of hoe je het beleeft.

Een psycholoog kijkt met je naar de gedachten die je hebt over eten, over je uiterlijk en je zelfbeeld; of ze waar zijn en of ze je helpen. Hij of zij helpt je deze negatieve gedachten om te zetten naar helpende gedachten, zodat je je gedrag kunt veranderen. Kijk voor vergoeding in je verzekeringsgegevens.

De gevoelshelper

Spanning kan de oorzaak zijn van veel klachten. Je lichaam geeft altijd aan hoe het met je gaat via signalen, bijvoorbeeld via hoofdpijn, hartkloppingen, slapeloosheid, RSI-klachten, nekpijn enzovoort. Het kan zijn dat je deze signalen negeert en ze niet meer goed herkent. En dat je op een gegeven moment je grenzen overschrijdt. Dit kan je overkomen als je lang onder druk staat, of als je leven plotseling ingrijpend verandert. Een haptotherapeut leert je weer bewust te worden van je gevoelens en wat ze je willen vertellen. Je leert naar je signalen te luisteren in plaats van ze te onderdrukken. Kijk voor vergoeding in je verzekeringsgegevens.

De beweeghelper
Een trainer kan je helpen meer te bewegen en bewegen (weer) leuk te vinden. Als je lichamelijke klachten hebt, kies dan voor een fysiotherapeut, die samenwerkt met een sportschool. Kijk voor vergoeding in je verzekeringsgegevens.

De thuishelper(s)
Je huisgenoten hebben ook een belangrijke taak. Niet om politieagent te spelen en te zeggen 'dat mag je toch niet?' als je eens een koekje (te veel) pakt. Of dat ze je iets verkeerds aanbieden, terwijl ze weten dat je aan de lijn bent. Of dat ze duidelijk laten merken dat ze er eigenlijk niet meer in geloven, omdat het al de zoveelste keer is dat je op dieet bent.
Belangrijk is dat ze leren begrijpen hoe moeilijk afvallen en op gewicht blijven écht is. Belangrijk is ook dat ze niet op je mopperen als je een keer faalt. Iedereen maakt fouten! Je kunt juist extra steun gebruiken op de momenten dat je het wil opgeven.
Je zult best eens chagrijnig zijn tijdens het lijnen. Belangrijk is dat je huisgenoten hier begrip voor opbrengen. Het is fijn als ze oprechte belangstelling voor je hebben, ook als je al een paar maanden bezig bent. Juist dan kan je een moeilijke periode doormaken.
Laat ze je complimenteren voor de dingen die je goed doet. Laat ze vooral naar je luisteren, zonder te oordelen.
Je partner staat het dichtst bij jou en neemt hierdoor een bijzondere positie in. Lees meer hierover bij 1.8 'De rol van je partner'.

> Zoek geen hulp bij jonge kinderen, maar geef zelf het goede voorbeeld.

De spiegelhelper
Vrienden of vriendinnen hebben een andere rol in je leven dan je partner. Van hen kan je best wel wat vragen. Zoek er één uit die jou goed begrijpt en je positief steunt, ook al is dit niet jouw eerste lijnpoging. Met hem of haar kan je eerlijke gesprekken voeren over je onzekerheden, je angsten en je twijfels. Dit lucht vaak al op en geeft je nieuwe energie om vol te houden.

Een goede vriend of vriendin heeft oprechte belangstelling voor je, ook als je al een paar maanden bezig bent. Juist dan kun je een moeilijke periode doormaken. Laat ze je niet verleiden door allerlei lekkere dingen aan te bieden. Iedereen maakt fouten! Belangrijk is dat hij of zij niet op je moppert als je een keer faalt. Je kunt juist extra steun gebruiken op de momenten dat je het wil opgeven. Goede steun bestaat uit een luisterend oor en een compliment voor datgene wat je goed doet.

Contact met één of meerdere mensen die ook bezig zijn met lijnen kan heel veel steun geven. Samen kan je ideeën uitwisselen en misschien kan je ook samen bewegen.

1.3 De keuken make-over

Een keuken make-over hoort bij een goede voorbereiding. Als je verleidelijke, verkeerde voedingsmiddelen in huis vervangt door zo veel mogelijk lekkere en gezonde producten help je jezelf om af te vallen en op gewicht te blijven. Je past daarmee je directe omgeving aan, waardoor je je ook veiliger voelt als je weer eens moet vechten tegen een eetbui.

DE KRACHT VAN GOEDE VOEDING IN HUIS

Afvallen op wilskracht alleen is onmogelijk. Daarnaast is een goede voorbereiding nodig. Je zult allerlei zaken moeten aanpassen, om het voor jezelf mogelijk te maken met succes gewicht te verliezen en deze winst behouden. Je omgeving speelt daarbij een grote rol. In je eigen huis kan je de situatie naar je hand zetten, het liefst in overleg met je huisgenoten.

Herken je de volgende situaties?
- Pizza heeft een vaste plek in de vriezer, voor als je laat thuiskomt en je nog snel een maaltijd in elkaar moet draaien.
- Je hebt altijd wat lekkers huis voor onverwachte visite.
- Voor je kinderen heb je chips en snoep, want zij zijn tenslotte niet aan de lijn.
- En die chocolaatjes staan zo gezellig op tafel!
- Er staat een lekker biertje koud voor aan het eind van een drukke dag en nog een kratje in de schuur.

- Op een geheime plek ligt chocola, voor jou alleen. Zo ga je de eetbui te lijf, zonder dat de kinderen het merken.
- Na verjaardagen blijf je altijd met eten zitten, dat zonde is om weg te gooien.

Op deze manier heb je van je eigen huis een zeer verleidelijke maar onveilige plek gemaakt. Als je last hebt van een eetbui, zal je natuurlijk als eerste zoeken in je eigen etensvoorraad! Je weet trouwens precies wat je in huis hebt, als je zelf ook de boodschappen doet.
Als je op je gewicht let, maak je het jezelf zo wel heel erg moeilijk. Pas je directe omgeving aan voor zover dat mogelijk is in jouw situatie. Je huisgenoten zullen er misschien wel, net als jij, aan moeten wennen. Praat er met hen over, zodat zij snappen waarom je het wilt. Dan kunnen ze jou daarin steunen. Uiteindelijk is het gezonder voor iedereen. Haal je de bezem door de etensvoorraad, dan geef je het goede voorbeeld aan je kinderen.

Zo doe je een keuken make-over
- Berg alle etenswaren zo veel mogelijk op één vaste plaats op: in de keuken. Zo word je er niet voortdurend mee geconfronteerd. Bewaar in de keuken alles zo veel mogelijk uit het zicht, in de kastjes met de deuren dicht.
- Haal de frituurpan van het aanrecht, maak hem leeg en schoon. Berg 'm op, zo ver mogelijk weg en uit het zicht.
- Zet de stoom- en grillpan vooraan in de keukenkastjes.
- Bewaar geen eten in de woonkamer. Eén uitzondering mag je maken voor de volle fruitschaal.
- Bewaar geen voedsel in je nachtkastje.
- Heb je een geheime plek waar je eten bewaart? Haal ook deze leeg.
- Bewaar alleen water, light-fris, een thermoskan koffie of thee zonder suiker en suikervrije kauwgum in de auto, je tas, of in je bureaula (thuis en op het werk).
- Je mag best suiker in huis hebben, maar zorg ook voor zoetjes.

Uit de vriezer:	In de vriezer:
Voorgebakken aardappelen en patat	Volkorenbrood
Vet vlees	Mager vlees en wild
Vissticks en andere gepaneerde visburgers	Vis zoals zalm, baars, garnalen, kabeljauw, koolvis, schelvis, schol, tong, tonijn, zeewolf, bokking, tilapia, pangasius, meerval, harder
Alle ongezonde vette en/of zoete kant-en-klaarhappen en snacks	Zelfbereide ingevroren maaltijden. Diepvriesgroenten zonder toevoegingen
Room- en consumptie-ijs	Waterijs, sorbetijs en granite

Uit de voorraadkast:	In de voorraadkast:
Witte rijst en gewone pasta	Zilvervliesrijst, volkoren pasta, bulgur Aardappelen
Cornflakes en andere gesuikerde (krokante) ontbijtgranen	Muesli, Fruit 'n Fibre ontbijtproduct, havermout of andere ongezoete papgranen
Wit- en bruinbrood, luxe broodjes, croissants, gewone crackers en gewone beschuit	Volkorenbrood, volkoren crackers en volkoren beschuit, (volkoren) ontbijtkoek, mueslibrood, rijstwafels
Chocoladehagelslag, -pasta, kokosbrood	Honing, vruchtenhagelslag, appelstroop, Zwitserse strooikaas
Haring in tomatensaus, makreel in olie (in blik), ansjovis in olie (in blik), zalm in olie (in blik)	Vis op waterbasis, in blik of zakje
Groenten en bonen in pot of blik met saus	Groenten en bonen, vers, in pot of blik, zonder toevoegingen Uien en knoflook
Fruit in pot of blik op suikerwater	Tropische fruitsoorten Gedroogde zuidvruchten (rozijnen, dadels, pruimen en abrikozen)
Grote koeken zoals chocoladekoek, sprits, gevulde koek, cake enzovoort	Kleine koekjes zoals (volkoren)biscuit, café noir, lange vinger, speculaasje, tussendoorkoek zoals ontbijtkoek, eierkoek, Evergreen, bepaalde Sultana's
Snoep dat langere tijd in de mond blijft (zoals lolly, toffee), zuur snoep, groot snoep	Kleine snoepjes die snel uit de mond zijn (zoals pepermunt, winegum, dropje) Suikervrije kauwgum
Zoutjes, chips, zoute koekjes, borrelnoten	Japanse zoutjes, zoute stokjes, zoute popcorn. Ongezouten noten zoals amandelen, hazelnoten, walnoten, studentenhaver
	Bouillonpoeder of -zakjes Kruiden en specerijen Olie (om in te bakken en voor een dressing) en azijn Koffie en thee

Uit de koelkast:	In de koelkast:
Voor op brood: roomboter	Voor op brood: halvarine of margarine met minstens twee keer zoveel onverzadigde als verzadigde vetten[1]
Om mee te bakken: roomboter, pakje harde margarine (in een wikkel)	Om mee te bakken: vloeibaar bak-en-braad, of bak-en-braad in een kuipje
Volle (gezoete) melk, volle yoghurt en volle vla Volle en halfvolle (gezoete) kwark Kant-en-klare, gezoete pap van volle melk, pudding	Halfvolle of magere melk, karnemelk, halfvolle of magere yoghurt, ongezoete magere kwark of magere yoghurt(drank) zonder suiker
	Gewone jam of jam zonder toegevoegde suiker, sandwichspread
	Roggebrood
Volvette goudse kaas (48+), Bluefort, Brie 60+, Kernhemmer, Gorgonzola, Gruyère, Boursin, Roquefort, smeerkaas 48+, Cheddar, Stilton, Camembert, rookkaas	20+ en 30+ (smeer) kaas, Hüttenkäse
Vette vleeswaren zoals alle soorten worst, paté, bacon	Magere vleeswaren zoals achter-, en schouderham, rookvlees, rosbief, kip- en kalkoenfilet, fricandeau
Vet vlees zoals doorregen rundvlees, half om half gehakt, gepaneerde kipburger, kipcorn, gepaneerde schnitzel, slavink, hamburger, lamsvlees, saucijs, worst, schouderkarbonade, spek	Mager vlees zoals kip- en kalkoenfilet, kip zonder vel, kiprollade, biefstuk, rosbief, bieflap, rollade, runderbaklap, tartaar, fricandeau, entrecote, hamlap, varkensfilet, varkenshaas, oester, ongepaneerde schnitzel, ribkarbonade, haaskarbonade, rundervink, alle soorten wild Vleesvervangers zoals tahoe, tempé, Quorn, Valess Eieren
Lekkerbekje, gefrituurde inktvis, kibbeling, vissticks en andere gepaneerde visburgers	Forel, zoute en zure haring, paling, poon, zalm, baars, garnalen, kabeljauw, koolvis, krab, kreeft, makreel, zalm, mosselen, schar/tongschar, schelvis, schol, tong, tonijn, zeewolf, bokking, tilapia, pangasius, meerval, harder
	Alle soorten verse groenten en rauwkost zoals komkommer, wortels, tomaten, radijsjes Vers fruit, niet-tropische soorten
Volle koffiemelk	Halfvolle koffiemelk
Gewone frisdrank, sportdrank, heldere appelsap	(Koolzuurhoudend) water, light-fris Diksap of limonadesiroop (eventueel (deels) gezoet met zoetstof) Ongezoet vruchtensap, troebele appelsap
Slaatjes	Augurken, zilveruitjes en atjar

1 Tel voor deze berekening de enkelvoudig en meervoudig onverzadigde vetzuren bij elkaar op. Tel de verzadigde vetzuren en transvetzuren bij elkaar op. Bevat het product minstens twee keer zoveel van de (opgetelde) onverzadigde vetten als van de (opgetelde) verzadigde vetten? Dan is dit product van een goede samenstelling!

Uit de koelkast:	In de koelkast:
Mayonaise	Halvanaise, ketchup en mosterd, piccalilly, chutney
	Magere sladressing

Ten slotte

Heb je producten in huis, die je niet in bovenstaande tabel terugvindt, waarvan je je afvraagt of die in de keuken mogen blijven?
Zie je nieuwe producten in de winkel waarvan je je afvraagt of die in je nieuwe keuken passen? Vraag het een diëtist. Die heeft alle kennis in huis om jou hiermee te helpen.

1.4 Je gezondheid beoordelen

Als je pijn hebt, ga je meestal wel snel naar de dokter. Maar als je vage klachten hebt, trek je niet zo snel aan de bel. Je schrijft je klachten eerder en liever toe aan moeheid, stress of je leeftijd. Je kunt beter voor jezelf zorgen als je weet hoe je gezondheid ervoor staat.

Ben je toe aan deze opdracht? Misschien twijfel je en vind je dat je echt geen tijd hebt om je gezondheid te laten bepalen. Of wil je het liever niet weten. Alleen ben je niet de enige die er last of verdriet van zal hebben als jij gezondheidsproblemen krijgt. Bedenk wat jouw gezondheidsrisico's zouden kunnen betekenen voor je partner, je kinderen, je ouders en je vrienden.
Lees verder als je er toch meer over wilt weten. Je besluit dan in elk geval met meer kennis van zaken.
Sla je deze opdracht liever toch over? Op een later, beter moment kan je er altijd mee aan de slag.

DE KRACHT VAN JE GEZONDHEID

Overgewicht en obesitas verhogen de kans op onder andere hoge bloeddruk, een hoog cholesterol in je bloed, diabetes, gewrichtsklachten en slaapapnoe. De meeste risicofactoren, die gepaard gaan met overgewicht en obesitas, voel je niet.

Hoge bloeddruk

Je bloeddruk geeft weer hoeveel druk je bloed uitoefent op de vaatwand, als het door je bloedvaten wordt gepompt.

Hoge bloeddruk geeft bijna nooit klachten. Het is geen ziekte, maar een risicofactor voor hart- en vaatziekten. Het geeft dus een verhoogde kans op hart- en vaatziekten, zoals een beroerte of een hartinfarct. Een hoge bloeddruk komt door te veel stress, te veel zout in je eten, te weinig calcium en kalium via je voeding (dus te weinig fruit, groenten), te veel alcohol, te weinig beweging en een te hoog gewicht.
De kans op hart- en vaatziekten wordt niet alleen door de bloeddruk bepaald. Roken, suikerziekte (diabetes), een hoog cholesterolgehalte en eerdere hart- of vaatziekten hebben er invloed op. Hoe meer van deze risicofactoren je hebt, hoe groter de kans op het (opnieuw) krijgen van een hart- en vaatziekte.
Als je afvalt door minder (vet) te eten, gebruik je meestal ook minder zoutrijke producten. Je bloeddruk zal daardoor dalen.

Hoog cholesterol

Cholesterol heeft je lichaam nodig als bouwstof voor lichaamscellen en hormonen. Zonder cholesterol werkt je lichaam niet goed. Een te hoog bloedcholesterolgehalte voel je niet, maar vergroot echter de kans op hart- en vaatziekten. Het meeste cholesterol maakt je lichaam zelf in de lever; een kleine hoeveelheid cholesterol neem je op via voeding.
Het vetachtige cholesterol lost niet op in water. Kleine bolletjes cholesterol worden daarom met een laagje eiwit erom vervoerd door het bloed.

> De twee belangrijkste eiwitcholesteroldeeltjes zijn LDL en HDL. Het LDL vervoert het cholesterol naar de verschillende delen van het lichaam. Onderweg kan cholesterol zich makkelijk in de wand van je bloedvaten afzetten en zo vernauwing geven. LDL-cholesterol wordt daarom ook wel 'slecht cholesterol' genoemd. Het HDL voert het teveel aan cholesterol juist af naar de lever. De lever zorgt ervoor dat het cholesterol, via de darmen, met je ontlasting wordt uitgescheiden. HDL-cholesterol wordt daarom ook wel 'goed cholesterol' genoemd.

Normaal gesproken maakt je lichaam precies voldoende cholesterol aan. Als je veel verzadigd vet eet, maakt je lever daar dus ook te veel cholesterol van.
Als je afvalt door minder (vet) te eten, eet je meestal ook minder verzadigd vet. Hierdoor daalt je cholesterol.

Diabetes mellitus

Diabetes ontstaat, bij overgewicht, meestal uit jarenlange stijgende insulineongevoeligheid. Insuline uit de alvleesklier is dan niet meer (goed) in staat om glucose (je brandstof) uit je bloed in je lichaamscellen te brengen. Te veel glucose in je bloed geeft allerlei ernstige klachten op de korte en lange termijn. Insulineongevoeligheid kan heel lang onopgemerkt blijven terwijl het al wel schadelijk is voor je lijf. Als je afvalt neemt de insulinegevoeligheid weer toe. Dit is gunstig; zo voorkom je het ontstaan van diabetes, of zorg je ervoor dat de gevolgen van diabetes minder ernstig zijn.

Slaapapnoe

Slaapapnoe wil zeggen dat de ademhaling tijdens de slaap af en toe stopt. Hierdoor wordt tijdelijk geen zuurstof ingeademd. Als gevolg daarvan geven de hersenen een weksignaal waardoor verstikking wordt voorkómen. Als dit vaak en lang tijdens de slaap gebeurt kunnen je organen schade ondervinden van een zuurstoftekort, en kan je oververmoeid raken door een chronisch slaapgebrek. Overgewicht, vooral buikvet, kan slaapapnoe veroorzaken. Ook kan je zo in een vicieuze cirkel belanden; overgewicht veroorzaakt slaapapnoe. Door slaapapnoe raak je oververmoeid, waardoor je je er minder toe kan zetten te bewegen en de neiging kan krijgen meer te eten. Zo houd je overgewicht en slaapapnoe in stand. Afvallen kan dus bijdragen aan het afnemen van de klachten.

Gewrichtsklachten

Door overgewicht kun je je rug en je gewrichten te zwaar belasten. Je gewrichten voelen stijf of pijnlijk aan. Soms is een gewricht rood, warm of dik. Vaak zijn gewrichtsklachten erger als je een tijd niet hebt bewogen en je spieren niet zo sterk zijn. Afvallen doet de klachten verminderen.

Overige klachten

Als je (zwaar) overgewicht hebt, herken je misschien ook wel de volgende klachten: maagpijn, buikpijn, moeheid, futloosheid, kou, moeilijke stoelgang, onregelmatige ongesteldheid, hoofdpijn, geen conditie. Als je lijnt kunnen de klachten soms verergeren. Als je eetbuien hebt, kunnen er andere klachten bijkomen. Ben je al zo gewend aan deze klachten dat je ze 'normaal' vindt? Negeer deze signalen niet, het zijn de alarmbellen van je lichaam!

ZO HEB JE GRIP OP JE EIGEN GEZONDHEID

- De huisarts helpt je met het meten van je bloeddruk en laat bloedwaarden bepalen. Denk hierbij vooral aan cholesterol en bloedglucose. Vraag uitleg over de verschillende waarden. Als je regelmatig de metingen herhaalt terwijl je aan je gezondheid werkt, kun je je vooruitgang zichtbaar maken. Dat kan je stimuleren.
- Je conditie kun je laten bepalen door een fysiotherapeut of trainer.
- De rol die voeding speelt bij te hoge waarden kun je laten beoordelen door een diëtist.
- Veel oorzaken van te hoge waarden kun je zelf aanpakken, met hulp van leden van je krachtteam (zie ook: 1.2 'Helpers inschakelen'). Bijvoorbeeld door af te vallen, gezonde voeding te gebruiken (veel groenten en fruit, voldoende melkproducten, weinig verzadigd vet en meer onverzadigd vet enzovoort), op stressfactoren te letten en meer te bewegen.

1.5 Een dagboekje bijhouden

Een dagboekje bijhouden geeft inzicht in je gewichtsprobleem. Het kan ook helpen om jezelf beter in de gaten te houden. Inzicht en steun helpen je om af te vallen en op gewicht te blijven.

Denk je nu: ik heb geen zin om een dagboekje bij te houden? Dan is dit een gezonde reactie. Een tijdje bijhouden wat je eet en drinkt en/of hoeveel je beweegt is geen makkelijke klus. Het kost veel tijd en je moet er steeds bij nadenken. Misschien voel je er meer voor om in een gesprek met een diëtist je voeding door te spreken. Een dagboekje bijhouden van wat je niet eet en drinkt is al minder werk en veel leuker! Mocht je willen weten waarom een dagboekje bijhouden een goed hulpmiddel is bij het lijnen, lees dan verder. Doe de opdracht alleen als je het echt wil, dus als je weet dat je het dan ook echt goed zal doen.

DE KRACHT VAN HET BIJHOUDEN VAN EEN DAGBOEKJE

Als je zelf inzicht hebt in wat je doet en waarom, kun je pas veranderen. Een heel goed inzicht krijg je als je een tijdje jezelf observeert bij wat er gebeurt. Je kunt regelen dat je voortdurend gevolgd wordt met een camera, maar dat is voor de meesten van ons niet haalbaar. Het bijhouden van een dagboekje is ook een goede manier. Veel hulpver-

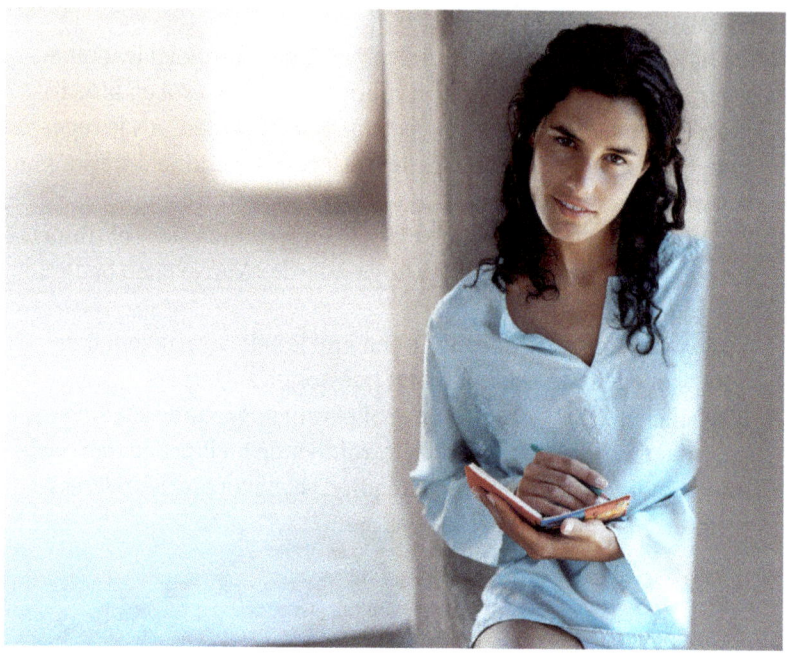

leners werken ook om die reden met zulke dagboekjes. Een diëtist kan pas echt advies geven over je eetpatroon, over je streefgewicht en over een reële periode om die te bereiken, als ze weet wat je doet. Het kost je wel tijd en inspanning om het dagboek goed bij te houden.

Een dagboekje bijhouden van wat je niet hebt genomen aan ongezonde dingen kan je erg helpen om het lijnen vol te houden. Zeker als je jezelf erbij beloont. Sta je in de supermarkt alweer met een reep chocolade in je handen? Leg hem terug en noteer meteen wat je aan geld uitspaart als je het niet koopt. Dit geld kan je in een spaarpotje doen en een keer besteden aan iets leuks. Je verdient het!

ZO HOUD JE EEN DAGBOEKJE BIJ
Hieronder vind je tips voor het bijhouden van een eetdagboekje, een eetdagboekje van wat je niet hebt genomen en een beweegdagboekje. Houd ze één voor één bij.

Een eetdagboekje
Lees onderstaande informatie eerst helemaal door voor je begint.

Voorbereiding
- Houd je dagboekje gedurende een aantal dagen bij. Bijvoorbeeld

twee doordeweekse en een weekenddag, of een hele week. Neem dagen die representatief zijn voor jouw leven. Kies een werkdag, een vrije dag en een dag dat je bijvoorbeeld sport. Werk je onregelmatig? Zorg dan dat je alle verschillende diensten, een vrije dag (en een sportdag) noteert.

- Noteer alles *op het moment dat je het doet* en niet aan het eind van de dag. Zo voorkom je dat je iets vergeet.
- Wees volledig en wees eerlijk. Verander je gewoonten tijdens het bijhouden nog niet.
- Denk niet: elke dag eet ik hetzelfde ontbijt, dus ik hoef die maaltijd maar één keer op te schrijven; noteer alles elke dag dat je het dagboekje bijhoudt.
- Laat het invullen van het dagboekje niet over aan je partner. Het is jouw initiatief en jouw verantwoordelijkheid. Bovendien is je partner nooit de hele dag aan jouw zijde om alles te noteren wat er je mond ingaat.
- Neem per dag een A4-vel en leg dit met de lange kant horizontaal voor je neer. Verdeel het vel in 7 kolommen en 8 rijen. Noteer in de eerste rij bovenaan per kolom de volgende onderwerpen: eetmoment, tijd, wat, merk/soort, hoeveel, situatie/plaats, gevoel. Noteer in de eerste kolom vanaf de tweede rij de volgende eetmomenten: ontbijt, in de loop van de morgen, middagmaaltijd, in de loop van de middag, avondmaaltijd, in de loop van de avond, 's nachts.

Bijhouden

- Noteer alles wat je eet en drinkt gedurende 24 uur; tijdens het ontbijt, in de loop van de morgen, tijdens de lunch, in de loop van de middag, tijdens de avondmaaltijd en in de loop van de avond. Schrijf ook op wat je 's nachts eventueel nog eet en drinkt.
- Noteer de tijd waarop je iets eet en/of drinkt.
- Noteer wat je eet of drinkt.
- Noteer welk merk of soort je gebruikt. Bijvoorbeeld halfvolle melk, Geelrand halvarine.
- Noteer hoeveel je van iets gebruikt.
- Je kunt wel één keer wegen of meten hoeveel iets is. Zo weet je hoeveel milliliters er in jouw glazen gaan. Of weet je hoeveel een snee weegt als je je eigen brood bakt.
- Noteer in welke situatie je verkeert of de plaats waar je bent op het moment dat je iets eet of drinkt. Bijvoorbeeld bij het ontbijt 'in de auto' of de warme maaltijd 'met mijn gezin aan tafel'.

- Noteer je gevoel of emotie op de momenten dat je iets eet of drinkt.

Je hoeft echt niet alles steeds af te wegen. Schrijf het op in gebruikshoeveelheden, zoals 1 glas melk, 1 snee brood, 3 grote opscheplepels wortelen. Maak gebruik van de gewichten die staan vermeld op de verpakking, zoals bij vers vlees uit de supermarkt.

Terugkijken
Heb je je dagboekje een aantal dagen bijgehouden? Ga er dan even rustig voor zitten en bekijk het resultaat kritisch.
- Zijn er momenten op de dag dat je (te) weinig eet of drinkt?
- Zijn er momenten op de dag dat je (te) veel eet?
- Drink je voldoende?
- Gebruik je voldoende fruit en groenten?
- Laat je dagboekje zien aan een diëtist. Zij loopt het ingevulde dagboekje met je door en bekijkt of je nog dingen bent vergeten. Zij kan zo een heel goed beeld krijgen van jouw eetpatroon. Dat wil zeggen wat je eet en drinkt, maar ook wanneer en waarom, allemaal nuttige informatie als je advies wilt hebben bij het afvallen. Een goed ingevuld dagboek kan ook door een diëtist worden berekend. Zo kom je te weten welke voedingsstoffen je binnenkrijgt en hoeveel. Welke voedingsstoffen je te veel binnenkrijgt en welke te weinig. En wat je daaraan kunt doen.
- Eet en/of drink je minder zodra je het moet bijhouden? Dan kan het bijhouden van een eetdagboek een hulpmiddel voor je zijn tijdens het lijnen.
- Als je het idee hebt dat oude gewoonten er weer insluipen, kan je het eetdagboekje gebruiken als check.

Een eetdagboekje van wat je niet hebt genomen
- Neem een klein schriftje en een pen en zorg dat je het altijd bij je hebt.
- Kan je jezelf tegenhouden iets lekkers te eten of te kopen, noteer dat dan meteen in je dagboekje! Met het 'lekkers' wordt bedoeld; snoep, koek, gebak, zoutjes, snacks, alcoholische dranken en frisdranken.
- Noteer erbij hoeveel geld je hebt uitgespaard door het niet te nemen.

- Stop het uitgespaarde bedrag in je spaarpotje (zie 1.1 Een beloning kiezen).
- Bekijk regelmatig met verdiende trots je schriftje!

Een beweegdagboekje:
Lees onderstaande informatie eerst helemaal door voor je begint.

Voorbereiding
- Houd dit dagboekje een week bij. Zo komt alles wat je doet aan beweging wel voorbij.
- Noteer alles *rond het moment dat je het doet* en niet aan het eind van de dag. Zo voorkom je dat je iets vergeet.
- Wees volledig en wees eerlijk. Verander je gewoonten tijdens het bijhouden nog niet.
- Denk niet: elke dag doe ik hetzelfde, dus ik hoef het maar één keer op te schrijven; noteer alles elke dag dat je het dagboekje bijhoudt.
- Laat het invullen van het dagboekje niet over aan je partner. Het is jouw initiatief en jouw verantwoordelijkheid. Bovendien is je partner nooit de hele dag aan jouw zijde om alles te noteren.
- Neem een klein schriftje en een pen en zorg dat je het altijd bij je hebt.

Bijhouden
- Noteer wat je hebt gedaan aan beweging en hoe lang. Reken hiervoor minimaal in aaneengesloten periodes van tien minuten.
- Alles telt wat je ademhaling dieper maakt en je hart sneller laat kloppen. Slenteren heeft geen effect. Maar stevig wandelen, flink huishoudelijk werk en fietsen wel.
- Je kunt een stappenteller gebruiken om te kijken hoeveel stappen je per dag doet.

Terugkijken
Heb je je dagboekje een week bijgehouden? Ga er dan even rustig voor zitten en bekijk het resultaat kritisch.
- Zijn er dagen dat je (te) weinig beweegt?
- Laat je dagboekje zien aan de huisarts, een fysiotherapeut of trainer. Zij kunnen zo een heel goed beeld krijgen van jouw beweegpatroon. En wat je daaraan kunt verbeteren.
- Als je het idee hebt dat oude gewoonten er weer insluipen, kan je het dagboekje gebruiken als check.

1.6 Het bepalen van je streefgewicht

Als je jezelf een haalbaar doel stelt helpt dat mee om af te vallen en op gewicht te blijven. Er zijn verschillende meetmethoden voor, maar voor thuis heb je genoeg aan een weegschaal en een meetlint. Dit onderdeel is bedoeld om te bepalen wat je huidige situatie is en waar je naar streeft. Een goede voorbereiding op het afvallen.

> Misschien wil je liever niet weten hoeveel je weegt. Daar is ook heel wat voor te zeggen.
> Als je gewicht een obsessie is, kan dat heel veel stress geven. Misschien is het taillemeten wel een goede manier voor jou. Als je eerst meer wilt weten, lees dan verder. Beslis daarna of je de opdracht gaat doen, of misschien later een keer.

DE KRACHT VAN HET BEPALEN VAN JE STREEFGEWICHT

Weet wat je meet
Je lichaam bestaat uit botmassa, vetweefsel, spieren, organen en vocht. Als je op een gewone weegschaal staat, bepaalt dat allemaal je lichaamsgewicht. Het gewicht van je organen en je botmassa kun je niet veranderen. Het vocht dat in je lichaam zit, schommelt sterk op de dag.
Als je wilt afvallen bedoel je dat je vetweefsel kwijt wilt raken en dat je spieren wilt kweken. Dit kan je dus niet goed meten als je alleen op een weegschaal gaat staan. De weegschaal kan je geen onderscheid laten zien tussen alle veranderingen die je lijf doormaakt.

Verschillende meetmethodes
Er zijn weegschalen die ook je vetweefsel meten of vetmeters die je in beide vooruitgestoken handen moet houden. Deze zijn niet erg betrouwbaar. Zij meten slechts het vetweefsel in een deel van je lijf. De voetweegschaal in het onderste deel van je lichaam en de handvetmeter in het bovenste deel van je lijf.
Het allerbeste om je vooruitgang zichtbaar te maken is een bio-impedantiemeter. Op een hand en een voet worden elektroden geplakt. Dan wordt er een zwak stroompje door je lijf gestuurd. Hiermee wordt bepaald hoeveel spier- en vetweefsel je lichaam bevat. Als je dit

regelmatig laat bekijken, kan je goed je vooruitgang volgen: dat je vetweefsel minder wordt en je spiermassa toeneemt. Veel diëtisten hebben zo'n apparaat.

Thuis kun je het beste je vorderingen bepalen met een gewone weegschaal, samen met een meetlint. Buikvet is een groter risico voor je gezondheid (risico op het krijgen van diabetes type II en hart- en vaatziekten) dan het vet op de heupen. Daarvoor is het meten van je middelomtrek een goede graadmeter. Belangrijk is wel dat je op de goede manier en op vaste tijden meet.

Kijk naar jouw situatie

Je bepaalt objectief je streefgewicht met landelijke richtlijnen. Maar dan houd je nog geen rekening met jouw wensen en persoonlijke gezondheids- en leefsituatie.

Heb je veel gelijnd, dan heb je vaak last van het jojo-effect. Bij vrouwen schommelt het gewicht maandelijks met de ongesteldheid mee. Hoeveel beweging heb je, heb je veel stress? Houd bij het bepalen van je streefgewicht rekening met al deze factoren. Zo weet je welk streefgewicht reëel is en haalbaar om te behouden. En wanneer je dit kan bereiken.

ZO BEPAAL JE JE STREEFGEWICHT

Begin met je uitgangspunt

Om je gewicht te volgen heb je twee dingen nodig; een goede weegschaal en een simpel meetlint.

Weeg altijd onder dezelfde omstandigheden. Dus bijvoorbeeld: altijd op zondag, altijd zonder kleding, vlak nadat je bent opgestaan, nadat je naar de wc geweest bent, maar voor het ontbijt. Bepaal voor jezelf het beste meetmoment.

Je kunt je gewicht beoordelen door dit gewicht te delen door je lengte in het kwadraat. Dit wordt de Quetelet Index (QI) of Body Mass Index (BMI) genoemd. Neem hiervoor je gewicht in kilo's en je lengte in meters. Je kunt dit ook heel makkelijk uitrekenen via een internetsite, bijvoorbeeld op www.voedingscentrum.nl.

> Bij een QI of BMI tussen 19-25 heb je een gezond gewicht, tussen 25-30 heb je overgewicht. Een QI of BMI tussen 30-40 betekent zwaar overgewicht (ofwel obesitas) en boven de 40 heb je extreme obesitas.

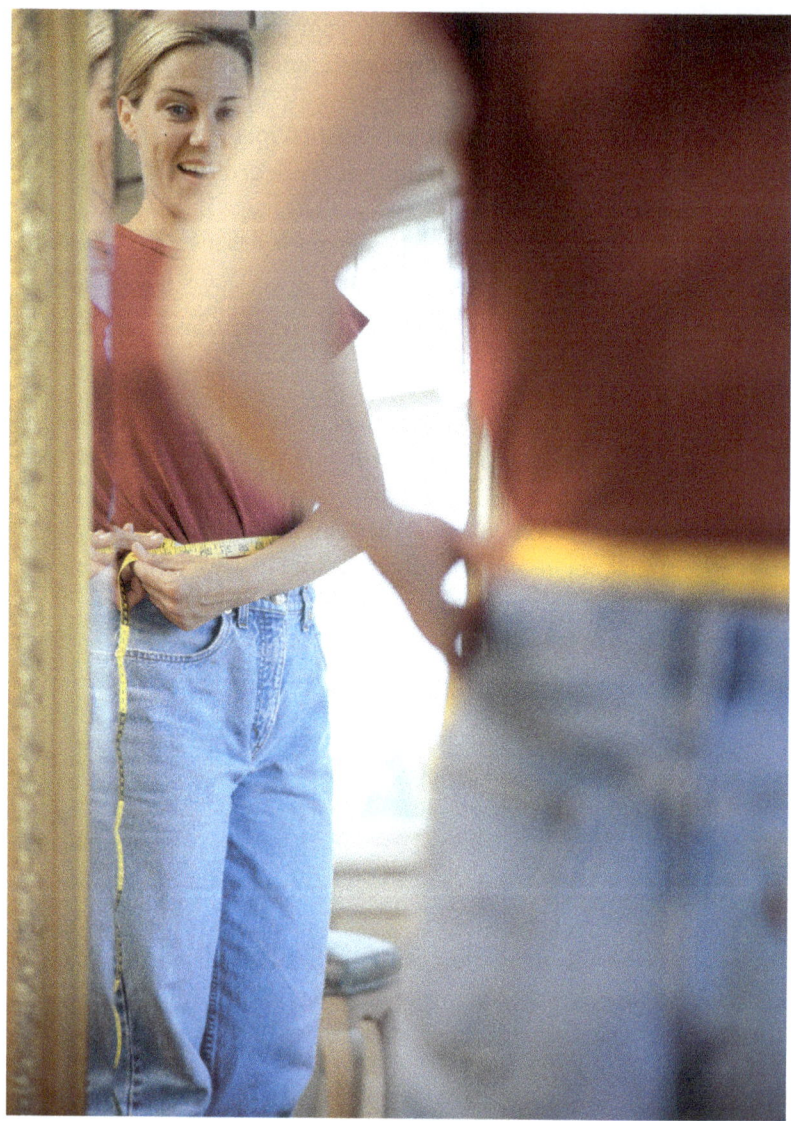

Als je gaat sporten zal je spierweefsel toenemen en je vetweefsel afnemen. Je arm- en beenspieren zullen sterker, dikker en dus zwaarder worden. Op de weegschaal zal dan vanzelfsprekend niet snel iets te zien zijn als je tegelijkertijd minder eet, omdat je lijnt. Meet je ook je middelomtrek, dan kan je merken dat je toch vet kwijtraakt!

De middelomtrek (of tailleomvang) is een maat voor de hoeveelheid vet in de buikholte. Dit buikvet wil je in elk geval kwijt, want het zegt iets over het risico op gezondheidsproblemen.

> Ben je een man? Een middelomtrek van 94 cm of minder, is gezond. Is de omtrek tussen de 94 en 102 cm, dan is het advies niet verder aan te komen. Bij een middelomtrek van 102 cm en hoger is het beter om af te vallen.
> Ben je een vrouw? Bij een middelomtrek van 80 cm of minder ben je niet te zwaar. Tussen 80-88 cm is het advies niet verder aan te komen. Boven de 88 cm is het beter om af te vallen.

Ontbloot je buik en zorg ervoor dat je het goed in de spiegel kunt zien. De middelomtrek wordt gemeten tussen de onderste rib en de bovenkant van je bekken. Zorg ervoor dat je je buik niet inhoudt, je de centimeter niet te strak aantrekt en dat je normaal uitgeademd hebt. Kijk in de spiegel of je het meetlint horizontaal ten opzichte van de grond houdt.

Waar wil je naartoe?

Nu heb je op een objectieve manier je huidige situatie bepaald. Bereken vervolgens met bovenstaande informatie, op dezelfde objectieve manier, waar je naar toe wilt werken. Het allerbelangrijkste hierbij is dat je, met deze informatie, een doel stelt dat bij jouw persoonlijke situatie past! En dat je bepaalt in welke tijd je dat doel probeert te bereiken. Welke wensen heb je zelf? Maar ook; wat is haalbaar voor jou in je huidige leven? Heb je last van het jojo-effect, heb je een druk en stressvol leven, sport je veel, enzovoort?

Wat over het algemeen een rustige en veilige manier van afvallen is, is te streven naar 10 procent minder dan je huidige gewicht of middelomtrek. Dit geeft al veel winst voor je gezondheid en is in de praktijk al moeilijk genoeg om vast te houden. Het gewicht dat hiervoor staat is veelal in een redelijke tijd te behalen. Stel je doelen niet te hoog en val in stappen (verder) af.

Omdat ieders gewicht dagelijks schommelt, is het niet reëel om één enkel getal als streefgewicht (of middelomtrek) te nemen. Beter is het om te streven naar een bereik rond je streefgewicht. Bijvoorbeeld: je streefgewicht is 75 kg. Wees dan tevreden als je doorgaans tussen de 73 en 77 kg weegt.

Nog hulp nodig?
Een diëtist kan, samen met jou, al deze factoren bekijken, je helpen met het bepalen van je eigen doel en in welke tijd je dit wil bereiken. Ook kan zij de metingen bij jou uitvoeren, zoals wegen, taille meten en de bio-impedantiemeting.

1.7 Hoeveel moet jij tanken?

Als je wilt afvallen kun je dit op een rustige en veilige manier doen door 500-600 kilocalorieën per dag minder te gebruiken dan je nu doet. Als je dus weet hoeveel energie je nu dagelijks binnenkrijgt en hoeveel je nodig hebt, helpt dat om af te vallen en op gewicht te blijven.

DE KRACHT VAN JE ENERGIEBEHOEFTE

Je ruststofwisseling
De energie die je lijf nodig heeft om in leven te blijven, als je in rust bent, bij een constante kamertemperatuur noem je ruststofwisseling. Hoe meer je weegt hoe hoger je ruststofwisseling. Je spieren verbruiken veel energie, meer dan je vetweefsel. Daarom is je ruststofwisseling ook afhankelijk van je leeftijd en geslacht. Vrouwen hebben namelijk meer vetweefsel dan mannen bij hetzelfde lichaamsgewicht. Als je ouder wordt, neemt je spierweefsel af en je vetweefsel toe (of je nu een man bent of een vrouw). Oudere mensen hebben dan ook minder energie nodig.
Hoe hoger je ruststofwisseling, hoe meer energie je dus gebruikt als je niet beweegt. Daarom is het hebben van veel spieren zo belangrijk om af te vallen. Spieren gebruiken, ook in rust, veel energie. Energie om te herstellen na training en voor groei. Krachttraining (spieren kweken) helpt dus goed mee om af te vallen.

Naast je ruststofwisseling heeft je lijf energie nodig voor beweging en sport. Hoe meer je beweegt en sport, hoe meer energie je gebruikt. Als je meer energie binnenkrijgt dan je lijf gebruikt, zal jouw energiereserve (je vetweefsel) groter worden. Verbruik je meer dan je eet en drinkt, dan val je af. Gebruik je evenveel als je nodig hebt, dan blijft je gewicht hetzelfde.

Calorieën

Energie krijg je alleen binnen via je voeding. Water, vezels, vitamines en mineralen leveren geen energie. Eiwitten, vetten, koolhydraten en alcohol wel.
Energie wordt uitgedrukt in kilocalorieën (kcal), maar men spreekt meestal over calorieën. Vetten en alcohol leveren meer energie dan eiwitten en koolhydraten.
De meeste mensen zijn niet zo actief. Ze hebben een zittend beroep en bewegen weinig in hun vrije tijd. Gemiddeld hebben deze vrouwen dagelijks 2000 kcal nodig en deze mannen 2500 kcal, om het gewicht stabiel te kunnen houden.

Veilig afvallen

Als je wilt afvallen op een rustige en veilige manier kan je het beste 500 à 600 kcal per dag minder gebruiken vergeleken met wat je doorgaans binnenkrijgt. Zo denkt je lichaam niet dat je in hongersnood verkeert (zie 2.8 'Je energiereserve'). Zo val je in 2 weken ongeveer 1 kilo vet af, in 1 maand dus 2 kilo. Als je daarbij meer gaat bewegen, val je sneller af.
Minder dan 1200 kcal per dag is voor geen enkele volwassene verstandig. Met deze hoeveelheid energie kan je op geen enkele wijze een gezonde voeding samenstellen, die bestaat uit gewone voedingsmiddelen. En een voeding met gewone voedingsmiddelen heb je absoluut nodig, omdat je het lang wilt kunnen volhouden!
Sommige volwassenen krijgen met hun voeding dagelijks (minder dan) 1200 kcal per dag binnen. Dit zijn dan vrijwel altijd kleinere, oudere vrouwen die vaak hebben gelijnd en weinig beweging (kunnen) hebben.

> Jij bent niet de gemiddelde Nederlandse man of vrouw. Daarom is het handig om te (laten) bepalen hoeveel kcal jij per dag nodig hebt om af te vallen of op gewicht te blijven.

ZO DOE JE HET
Zorg ervoor dat je de volgende dingen over jezelf te weten komt.

Hoeveel energie heeft mijn lichaam elke dag nodig?
Je energieverbruik kan je opzoeken in tabellen. Deze tabellen geven

het verbruik weer van gemiddelde mannen en vrouwen, ingedeeld in leeftijdsgroepen en in mate van activiteit. Deze kun je vinden op www.voedingscentrum.nl.

Wil je nauwkeuriger weten hoeveel energie jij verbruikt? Ga dan naar een diëtist. Zij bepaalt je behoefte aan de hand van jouw individuele gegevens.

Hoeveel energie verbruik ik extra als ik meer ga bewegen/sporten?

Dit kan je grofweg bepalen met behulp van tabellen of (indirect) meten via een hartslagmeter. Het bijhouden van een beweegdagboekje geeft je ook veel inzicht (zie 1.5 'Een dagboekje bijhouden'). Een arts, fysiotherapeut of trainer kan je daarbij helpen.

Hoeveel energie krijg ik nu elke dag binnen via mijn voeding?

Via het bijhouden en berekenen van een eetdagboekje kan je dit bepalen. In dit boek staat uitgebreid beschreven hoe je zelf een dagboekje kunt bijhouden (zie 1.5 'Een dagboekje bijhouden'). Ook zijn er sites waarop je het kunt bijhouden en laten berekenen, zoals www.dieetinzicht.nl.

Het beste kun je een afspraak maken met een diëtist. Samen bekijk je of je een dagboektype bent. In dat geval zal ze het ingevulde eetdagboekje grondig met je doornemen, omdat uit ervaring blijkt dat mensen nog wel eens per ongeluk wat vergeten op te schrijven. Of misschien laat je je liever door haar interviewen. In beide gevallen kan je ervan uitgaan dat elke calorie boven komt! En hoe meer je boven tafel hebt gekregen hoe minder streng je blijkt te hoeven lijnen!

Ik wil lijnen: hoe weet ik nu of ik dagelijks 500 à 600 kcal minder eet en drink?

Wat laat je dan staan en wat eet en drink je juist wel? Je kunt via calorieëntabellen (uit bijvoorbeeld de Eettabel van het Voedingscentrum) zelf bepalen welke producten je weg laat. Maar heb je voldoende inzicht om je voeding gezond, smakelijk, vullend en afwisselend te houden? Een diëtist helpt je de goede keuzes te maken en de minder goede producten te laten staan. Ze houdt rekening met de dingen die jij lekker of juist niet lekker vindt. Ze let op je budget, zorgt ervoor dat je variatie houdt en dat het past in je dagelijks leven. Omdat jullie samen een streefgewicht afspreken, weet je ook wanneer je ongeveer rond dit gewicht zal zijn.

Ik wil op gewicht blijven: hoe weet ik nu dat ik in energiebalans ben?
Ben je rond je goede gewicht? Dan is het de kunst om de energie die je gebruikt in evenwicht te brengen met de hoeveelheid die je binnenkrijgt. En om oude gewoonten buiten de deur te houden. Ook nu kun je de leden van je krachtteam (zie ook 1.2 'Helpers inschakelen') intensief gebruiken om, samen met jou, de grenzen te bepalen van je beweging en je voeding.

Hoe weet ik zeker dat ik niet te weinig energie binnenkrijg (dus te drastisch lijn)?
Wil je zeker weten dat je rustig en veilig lijnt of dat je niet minder dan 1200 kcal per dag binnenkrijgt? Wil je advies over aanvullende vitamines en mineralen? Schakel dan een diëtist in, om dit te beoordelen.

1.8 De rol van je partner

Als je een partner hebt, is dat degene die het dichtst bij jou staat en jou het beste kent. Als je ook met elkaar samenleeft, vooral met kinderen, ben je altijd afhankelijk van elkaar. Je ontkomt er niet aan dat je beiden bijdraagt aan elkaars eigenwaarde. En dat je partner, bewust of onbewust, invloed heeft op jouw lijnen.

> Denk je nu: ik wil niet aan de slag met de rol van mijn partner? Misschien vind je dat het lijnen jouw ding is en dat je het alleen moet oplossen. Misschien voel je wel dat je partner je niet echt steunt, maar denk je dat dit niet te veranderen is. Misschien zie je de rol van je partner als een oorzaak en heb je al zo vaak geprobeerd je partner te veranderen, zonder succes.
> Wil je toch weten of je jezelf en je partner herkent, lees dan verder. Wellicht verander je van gedachten en ga je er meteen aan werken. Misschien pak je het later nog eens op. Of helemaal niet. Het is allemaal goed.

DE KRACHT EN DE VALKUIL VAN JE PARTNER

Herken je uitspraken zoals deze?
'Ik laat het allemaal aan mijn vrouw over; zij is degene die kookt en boodschappen doet.'
'Hij probeert mij op zijn manier wel te helpen, maar dat lijnen

heeft hij nu ook al zo vaak van me meegemaakt... Echt vertrouwen heeft hij er niet meer in, volgens mij.'

'Ik durf niet meer te vrijen. Ik voel me dik en onaantrekkelijk. Ik kleed me apart uit en ga gauw onder het dekbed liggen.'

'Als mijn vriendin boodschappen doet of kookt wil ze er best rekening mee houden. Maar als ik een keer een biertje pak is het van: "Zoek het ook maar uit!"'

'Mijn vriend zégt dat hij me wel aantrekkelijk vindt, maar hij valt wel altijd op van die slanke zangeressen en actrices.'

'Laatst was ik weer eens afgevallen. Dan geeft ze me wel complimenten, maar ik vertrouw het niet. Het maakt eigenlijk ook niet uit wat ze zegt, want ik voel mezelf gewoon onaantrekkelijk.'

'Mijn man lijnt met me mee, we eten allebei hetzelfde. Alleen valt hij veel sneller af dan ik!'

'Mijn vrouw zegt nu ook steeds vaker dat ik weer echt veel te zwaar word en dat ze last heeft van mijn gesnurk. Ze zegt: "Het is voor jezelf toch ook vervelend? Je hebt er zelf nu toch ook last van?"'

'Voor mijn vriend maakt het allemaal niets uit, hij vindt alles mooi. Dus daar heb ik ook niet zoveel aan.'

'Mijn man let heel erg op wat ik eet en maakt er steeds opmerkingen over.'

'Mijn vriendin zei altijd dat het wel in orde kwam. De laatste tijd zegt ze niks meer. Heeft ze de hoop opgegeven? Kan het haar niks meer schelen?'

Mannen en vrouwen kunnen dezelfde gevoelens hebben in relatie tot de partner. Maar vaak ervaren mannen en vrouwen het toch ook weer verschillend. Dikke mannen worden in onze maatschappij nog steeds makkelijker geaccepteerd dan dikke vrouwen. En dat door zowel de mannen als de vrouwen.

Biologisch gezien is een slanke gespierde mooie man vooral aantrekkelijk voor jonge vrouwen die een man zoeken en kinderen willen krijgen. Als je als vrouw eenmaal kinderen hebt, heb je meer aan een man die bij je blijft om voor het gezin te zorgen. En deze kan dan misschien maar beter wat minder in de markt liggen.

De vrouw heeft vaker het gevoel dat zij altijd, onder alle omstandigheden, aantrekkelijk moet blijven voor haar man. Anders loopt hij weg.

Het slanke ideaalbeeld, samen met het voorbeeld van de multitaskende buitenhuiswerkende gezin-en-alles-op-orde-hebbende gezellige huisvrouw, maakt het voor haar ook niet makkelijk. Ook al zorgt de man steeds vaker voor de kinderen en het huishouden en gebruikt een bekend zeepmerk ook volslanke vrouwen als model.

ZO DOE JE HET

Samen erover praten is het beste wat je kunt doen. Belangrijk is dat je duidelijk maakt aan de ander wat jou helpt om af te vallen en op gewicht te blijven. Luister goed naar elkaar in een open en eerlijk gesprek, zonder te oordelen. Probeer samen tot oplossingen te komen. Praat in ieder geval over het volgende:

- Wat jullie beiden vinden dat goed gaat en wat je zeker niet wil veranderen.
- Dat je best eens chagrijnig bent tijdens het lijnen. Belangrijk is dat je partner hier begrip voor opbrengt.
- Dat het fijn is als je partner oprechte belangstelling voor je heeft. Juist als je al een paar maanden bezig bent met lijnen, want dan kan je een moeilijke periode doormaken.
- Dat jullie wat dit betreft samen op één lijn zitten tegenover de kinderen.
- Dat je niet geholpen wordt als je partner je allerlei lekkere dingen aanbiedt.
- Dat iedereen fouten maakt. Belangrijk is dat je partner niet op je moppert als je een keer faalt.
- Dat je extra steun kunt gebruiken op de momenten dat je het wil opgeven.

> Geef elkaar complimenten over datgene wat goed gaat. Zo motiveer je elkaar tot positieve veranderingen. Doe het met een leuke opmerking, een knuffel, een moment van aandacht.

Hebben jullie er nog moeite mee?

Kunnen jullie samen goed over gevoelens praten? Hebben jullie grotendeels dezelfde ideeën over de doelen in het leven? Zijn jullie eerlijk naar elkaar? Is er sprake van wederzijds respect? Proberen jullie elkaar niet te veranderen? Luisteren jullie goed naar elkaar? Kunnen jullie bij een conflict op een rustige manier samen tot een oplossing komen? Als je op één of meerdere van deze vragen met 'nee' moet antwoorden, kan het je afvallen behoorlijk in de weg zitten.

Patronen tussen partners verander je niet zo maar even. Heb je al zo vaak geprobeerd erover te praten, zonder succes? Heb je het gevoel dat er tussen jullie niets meer kan veranderen? Ga dan samen praten met een relatietherapeut. Je huisarts kan hierbij helpen. Staat je partner hier niet voor open? Ga dan alleen naar een therapeut. Als je gewichtsprobleem nauw samenhangt met je relatie, zal je nooit op gewicht blijven, mits je hier iets mee doet.

1.9 Het effect van stress

Stressreacties maken voortdurend deel uit van jouw contact met je omgeving. Bewust zijn van de effecten van stress en van welke rol stress in jouw leven speelt, zorgt ervoor dat je afvalt en beter op gewicht kan blijven.

> Het kan zijn dat dit onderdeel je niks lijkt. Als je het leven bijvoorbeeld niet als stressvol ervaart. Of als je vindt dat je nooit mag klagen. Als je denkt dat afvallen alleen een kwestie is van wilskracht. Of om welke reden dan ook.
> Lees door als je twijfelt of je er iets mee wil gaan doen. Dan kan je straks goed beslissen.
> Weet je zeker dat deze opdracht je niks lijkt, sla hem dan over. Misschien komt het in een later stadium nog van pas, misschien ook niet.

DE KRACHT EN DE VALKUIL VAN STRESS

Er zijn twee soorten stress. De ene soort zorgt ervoor dat je eetlust verdwijnt. De andere soort zorgt ervoor dat je juist gaat eten.

De niet-denken-maar-doen stress

De eerstgenoemde vorm van stress is de schrikreactie 'vechten of vluchten'. Stel jezelf voor als oermens, die werd bedreigd door een roofdier. Dan zorgde deze reactie ervoor dat je tegen het dier ging vechten of dat je op de vlucht sloeg. Bij zulke plotselinge bedreigende situaties heb je geen tijd om na te denken over wat je moet doen. Dan neemt je lichaam gelukkig het stuur over, door middel van onbewuste automatische stressreacties. Buiten je wilskracht om zet je je lichaam op scherp. Een heel nuttige reactie dus.
Tegenwoordig voel je deze stress als er ineens een auto van rechts komt, je je geld moet afgeven aan een junk bij de pinautomaat, je in

een achtbaan zit, je moet optreden voor publiek, of bij een sollicitatiegesprek. Deze nuttige reactie zorgt ervoor dat snelle energie in de vorm van glucose uit de opslag vrijkomt in je bloed. De energie zorgt ervoor dat je spieren en je hersenen optimaal kunnen presteren om gevaar af te wenden (te vluchten of te vechten) of om alles te kunnen geven bij je optreden of sollicitatiegesprek.

Je hongergevoel verdwijnt, want energie besteden aan eten en het verwerken ervan is op deze momenten echt niet belangrijk! Als de spannende situatie weer voorbij is, heeft je lichaam weer de tijd om te herstellen. Als dit gebeurt, voel je de spanning weer wegvloeien.

De niet-doen-maar-denken stress

De tweede vorm van stress is langdurige stress. In de oertijd bestond je grootste zorg uit het vinden van (voldoende) eten, voor jou en je gezin. In lange periodes van droogte of strenge winter kon je moeilijk voedsel vinden. Daardoor voelde je je langdurig gespannen. Deze stressreactie van je lijf spoorde je voortdurend aan tot het zoeken naar eten.

Tegelijkertijd paste je lichaam zich ook aan, door heel zuinig met z'n energie om te gaan, om zo lang mogelijk in leven te kunnen blijven. En als je dan eindelijk wat te eten vond, dan at je snel zo veel mogelijk. Zo legde je een energievoorraad vet aan. Dit vet hoopt zich vooral op in de buikstreek. Dit buikvet is dan snel ter beschikking van al je organen, in geval van hongersnood. Je wist immers nooit wanneer je weer eten tegen zou komen.

Tegenwoordig hoeven de meesten van ons zich geen zorgen te maken over een gebrek aan voedsel. Het leven in onze maatschappij is er echter absoluut niet rustiger of makkelijker op geworden, integendeel. Langdurige stress kennen we maar al te goed. We maken ons als mensen verschrikkelijk veel zorgen. Zorgen om geld. Komt je kindje wel gezond ter wereld? Leven met een demente partner, zorgen voor je hulpbehoevende ouders of een gehandicapt kind. Een veeleisende baan, een eigen zaak of angst dat je ontslagen wordt. Sex- en relatieproblemen. Verhuizen of een verbouwing aan je huis. Het leven in deze jachtige wereld, met voortdurende prikkels die om aandacht vragen (zoals telefoontjes, sms-jes, e-mail). Ga zo maar door.

De soort problemen zijn anders geworden, maar je lichaam reageert nog steeds hetzelfde. De stressreacties zorgen voor voortdurende spanning. Of de spanning verdwijnt te kort om je lichaam te kunnen laten herstellen. Je voelt je continu gejaagd en krijgt klachten zoals spierpijn, hoofdpijn, slapeloosheid, hart- en vaatziekten, een maagzweer, overspannenheid, depressie, een angststoornis of burnout. Door de stress neemt de eetlust toe, terwijl er geen sprake is van hongersnood. Je hebt namelijk moeite met het verschil te voelen tussen echte hongerprikkels en het rottige gevoel dat door stress wordt veroorzaakt. Je hebt dan niet bepaald zin om uitgebreid boodschappen te doen en te gaan koken. Nee, je zoekt naar iets wat je snel nieuwe energie geeft en makkelijk kunt opeten, zoals koek, snoep, chocolade, chips of iets dergelijks. Deze lekkere dingen bevatten veel suiker en vet. De suikerspiegel in je bloed stijgt én daalt daarna sterk, waardoor je weer nieuwe trek krijgt. Het teveel aan energie wordt vooral als buikvet, maar ook elders opgeslagen, met alle gevolgen van dien. Doordat je weer zwaarder wordt, wil je weer lijnen. Als je dit te streng doet, geeft dat weer heel veel stress, omdat het zo moeilijk is vol te houden. Zo kom je terecht in een cirkel, waar je moeilijk uitkomt.

ZO GA JE DE STRESS TE LIJF

Besteed aandacht aan ontspanning
Als je regelmatig ontspant, kun je spanningen beter aan:
- Zorg voor een goede nachtrust.
- Zorg overdag voor voldoende rust tussendoor, zodat je beter kunt herstellen. Sla geen pauzes over, maar maak juist een lunchwandeling.
- Concentreer je op één ding tegelijk. Zet regelmatig je telefoon en je e-mailprogramma uit.
- Doe dingen die jij leuk vindt. Hierdoor verzet je tijdelijk je aandacht. Weet je niks te verzinnen? Bedenk eens wat je vroeger, als kind, leuk vond.
- Yoga, meditatie én bewegen zorgen voor ontspanning.

Besteed aandacht aan gezonde voeding en beweging
Zo blijf je in goede conditie en kan je spanningen beter aan:
- Voorkom maaghonger en de 'overleefstand' door voldoende en regelmatig te eten. Als je maaghonger voorkomt, kan je beter signaleren of je echte lichamelijke honger hebt (waar je aan toe moet geven), of stresshonger (waar je nu een andere oplossing voor zoekt).
- Gebruik altijd ontbijt, lunch en avondeten, met tussendoortjes. Lees hiervoor (nogmaals) 2.8 'Je energiereserve'.

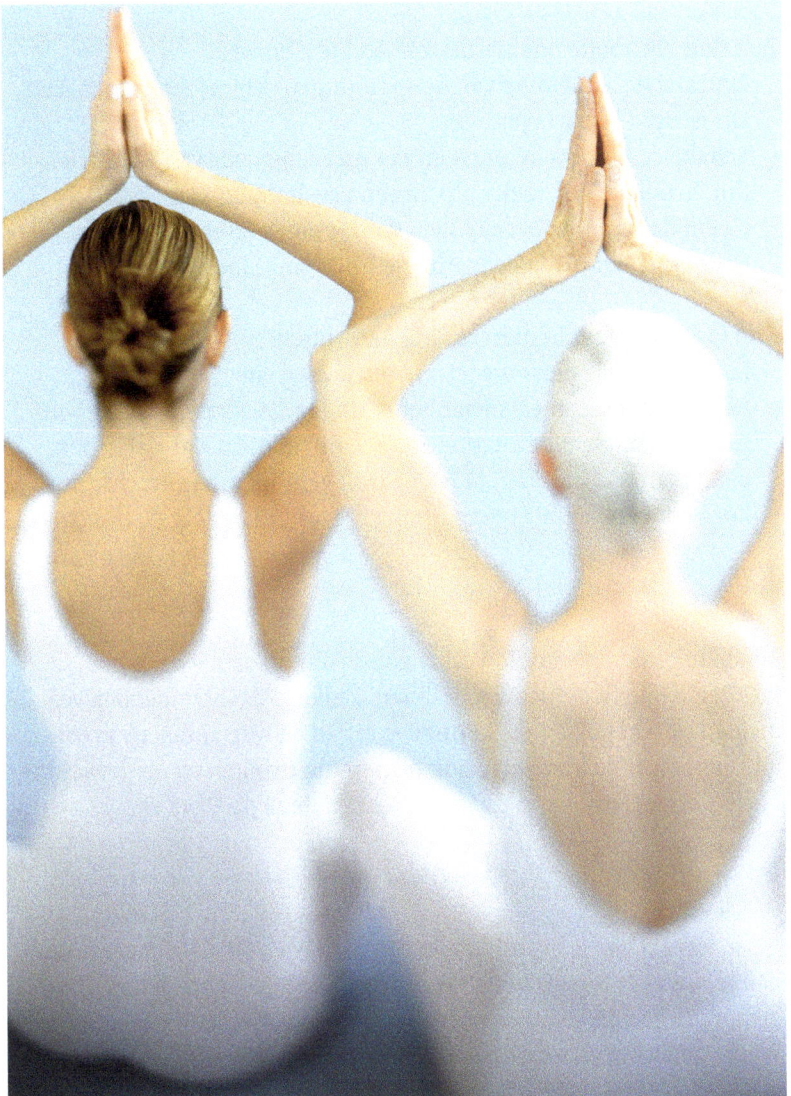

- Zorg dat je producten eet, die voedzaam zijn en je lichaam lang verzadigd houden, zoals vezelrijke producten. Zo voorkom je ook maaghonger.
- Pas op met kant-en-klaarmaaltijden, want deze zijn veelal minder gezond. Neem de tijd om zelf te koken. Zo geef je ook het goede voorbeeld aan je kinderen.
- Beweeg regelmatig en voldoende. Zo bén je gezonder en voel je je beter. Meer hierover lees je bij 'Bewegen'.

Pak de oorzaak van de stress aan
Zo valt de behoefte om hierdoor te veel te eten weg.
- Ontrafel de aanleiding van de spanningen. Kijk er realistisch naar. Dit is altijd lastig in je eentje.
- Schakel je helpers in: praat erover met een goede vriend of vriendin, je huisarts of zoek hulp bij een psycholoog.
- Neem de verantwoordelijkheid voor je eigen leven en welzijn. Verander je situatie. Maak daarbij gebruik van je krachtteam.

Kun je je situatie echt niet (verder) verbeteren?
- Leer dan hoe je beter met stress om kunt gaan.
- Accepteer je situatie en haar beperkingen. Maak er het beste van. Richt je aandacht en energie zo veel mogelijk op wat wél kan in plaats van wat niet kan. Maak daarbij gebruik van je krachtteam.
- Zorg voor voldoende ontspanning, gezonde voeding en beweging.

1.10 Het morgen-begin-ik-wel-weer-met-lijnen effect

Lijnen lukt me toch nooit, veel te zonde om dit eten weg te gooien, morgen begin ik opnieuw met lijnen. Zulke gedachten hebben veel invloed op wat je dóet. Ze kunnen je erg in de weg zitten als je wilt afvallen. Maar ze kunnen je ook helpen om te lijnen en op gewicht te blijven. Kijk eens naar deze gedachten en denk jezelf sterk.

DE MORGEN-BEGIN-IK-WEL-WEER-MET-LIJNEN VALKUIL

Als je iets eet wat je eigenlijk niet van plan was. Of als je meer neemt dan je van plan was. Dan heb je daarvoor een gedachte gehad, die ervoor zorgde dat je van je goede voornemen afweek.
Welke gedachte was dat? Herken je deze misschien?

Lijnen lukt me toch nooit.
Ik moet wel iets in huis hebben voor eventuele visite.
Van zo'n klein beetje word ik echt niet dik.
Morgen begin ik weer met lijnen.
Ik heb dit echt verdiend.
Ik heb eigenlijk geen last van mijn gewicht.
Als ik dit ook moet laten, wat heeft mijn leven dan nog voor zin?
Het is zonde om weg te gooien.
Dat kan ik toch niet weigeren?
Ik heb nu toch al gezondigd.

Ik ben zo boos, ik moet iets eten!
Bij mij mislukt toch alles.
Eén borreltje kan toch geen kwaad?
Als ik er zo'n zin in heb, dan moet het wel goed zijn voor mijn lichaam.
Ik heb maar een beetje suiker.
Iedereen zit hier te eten.
Vandaag is het een speciale dag.
Ik kon het weten; geen enkel dieet werkt bij mij.
Ik mag toch zelf beslissen wat ik neem?
Niemand ziet het als ik dit neem.
Ik beweeg de hele dag al.

Heb je wel eens van zulke gedachten, of gedachten die erop lijken?
Hebben die gedachten ervoor gezorgd dat je iets nam, wat je eerst niet van plan was?
En, helpen ze mee om af te vallen?
Leer deze gedachten op tijd herkennen. Leer te testen of ze ook echt waar zijn. Dan help je jezelf om meer controle te krijgen over wat je eet en drinkt. En dan heb je ook meer controle over je gewicht.

Wil je deze opdracht niet doen, omdat je denkt dat het onzin is, of omdat het je te moeilijk lijkt? Vraag jezelf dan af of deze gedachte je helpt bij het lijnen.

ZO DENK JE JE STERK
- Voorkom maaghonger door regelmatig en goed te eten. Zo kun je goed beoordelen of je eet uit lichamelijke honger of omdat gedachten je in de weg zitten. Doe dat altijd, maar zeker als je naar een feestje gaat.
- Zodra je iets gaat nemen wat je eigenlijk niet van plan was, neem dan even een time-out. Je kunt je omdraaien of weglopen. In het begin zal je nog wel eens te laat zijn met het herkennen van de situatie, maar dat lukt vanzelf steeds beter.
- Probeer te bedenken welke gedachte je nu had, die ertoe heeft geleid dat je extra wilde eten of drinken.
- Helpt deze gedachte om af te vallen of op gewicht te blijven?
- Weet je 100 procent zeker dat de gedachte echt waar is?

- Wat gaat er gebeuren als je luistert naar deze gedachte en wil je dat echt?
- Stel je voor dat een goede vriend of vriendin in jouw schoenen zou staan. Je hebt het beste met hem/haar voor en je steunt hem/haar altijd. Welk advies zou je geven, als hij/zij deze gedachte had?

Een voorbeeld

Je bent op een verjaardag van je vriendin. Je had je voorgenomen om geen gebakje te nemen, maar als het wordt aangeboden, denk je: ach, het is ook zo onbeleefd om te weigeren! Bedenk dan het volgende:
Helpt deze gedachte mij om af te vallen of op gewicht te blijven?
Nee!
Is het écht waar dat ik onbeleefd ben, als ik een gebakje weiger?
Nee!
En als ik 'niet onbeleefd wil zijn' en toch een gebakje neem?
Dan voel ik me daarna schuldig. En ik val minder goed af.
Wil ik dat echt?
Nee!
Stel dat mijn vriendin in mijn schoenen staat. Zij is aan de lijn en wil daarom mijn gebakje niet. Maar ze is bang dat ik haar dan onbeleefd vind.
Dan zou ik tegen haar zeggen dat ze daar echt niet bang voor hoeft te zijn. Dat ik haar goed begrijp en haar steun bij het lijnen!
Wat ga ik nu doen?
Ik neem het gebakje niet.

Handig kan zijn om de bovenstaande vragen op een klein kaartje te schrijven. Als je een time-out op de wc neemt, kun je ongemerkt je gedachten versterken.

Nog hulp nodig?

Als je moeite hebt met deze opdracht, schakel dan hulp in. Het is namelijk een hele kunst om dit te leren, terwijl het voor jou wel een hele belangrijke opdracht kan zijn. Een psycholoog is gewend om je deze technieken aan te leren. Via de huisarts kun je er terecht.

1.11 (Di)eetpiekeren

Vergalt het lijnen je geluk? Maar ben je met dit gewicht ook niet gelukkig? Zo zet je jezelf vast achter tralies van je eigen gedachten. Laat dit niet gebeuren! Het leven is te kort om het zo te laten verpesten. Ontdek hoe je hersenen je laten eten en eten je hersenen beïnvloedt. Zo help je jezelf af te vallen en op gewicht te blijven.

DE VALKUIL VAN (DI)EETPIEKEREN

Beheerst eten je gedachten? Een lichamelijke reactie!
Pieker je voortdurend over eten? Ben je veel met eten bezig voor anderen? Kook je veel voor anderen? Verzamel je recepten, kookboeken of andere voorwerpen die met eten te maken hebben? Ben je vaak prikkelbaar, somber of onrustig? Wisselen je stemmingen veel en kan je je moeilijk concentreren? Dan heb je een normale lichamelijke reactie op streng lijnen. Het werkt als volgt.
De oertijd kende lange periodes van droogte of bittere kou, waarin je moeilijk voedsel kon vinden. Als mens maakte je je dan veel zorgen en voelde je je gespannen. Deze stressreactie van je lijf spoorde je voortdurend aan tot het zoeken naar eten. In onze omgeving is echter voldoende voedsel aanwezig. Als je streng lijnt, mag je er alleen niet aankomen van jezelf. Je lichaam ervaart streng lijnen als een hongersnoodsituatie. En je lijf geeft dan herkenbare signalen af, die ook worden ervaren door mensen die in hongersnood verkeren. Je kunt de gedachten aan eten vaak niet tegenhouden. Het is een obsessie. Je lijf, je geest en je lichaam, is er immers helemaal op gericht om voedsel te vinden en het op te eten. Lees ook hierover in 2.8 'Je energiereserve'.

Het wegeten van emoties en gevoelens
Emoties zijn *lichamelijke reacties* op iets wat er om je heen gebeurt. Je hersenen vangen deze, positieve of negatieve, gebeurtenissen op en zetten je lijf aan tot actie.
Emoties kun je niet met je bewuste gedachten sturen. Ze overkomen je gewoon. Denk aan verbazing, woede, angst, vreugde, verdriet en afschuw. Maar ook jaloezie, hoop, trots, liefde, schaamte en verveling zijn emoties.
Plotselinge angst zorgt ervoor dat je zal vechten of vluchten. Je zult dan geen trek in eten hebben, want dat is geen handige reactie in deze situatie. Als je lang veel stress hebt, krijg je juist meer trek en eet je meer.
Een gevoel is een *bewuste beleving* van iets wat er om je heen gebeurt. Je

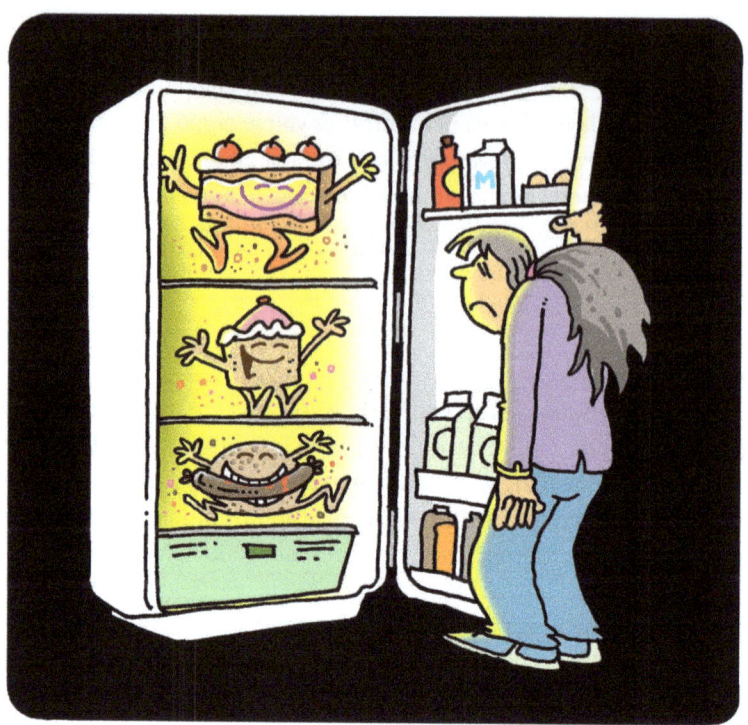

bewuste, zelfgemaakte gedachte over de situatie vormt dit gevoel. Negatieve gevoelens zoals spanning, verveling, vermoeidheid of boosheid worden vaak onderdrukt, omdat ze niet prettig zijn om te voelen. Manieren om ze te onderdrukken zijn roken, gokken, dingen kopen of drinken. Maar je kunt je gevoelens ook 'wegeten'.
Als je wilt afvallen of op gewicht blijven is het belangrijk om te weten welke gevoelens bepaalde emoties bij je oproepen. En of je die 'oplost' door ze weg te eten.
Overgewicht kan ook een functie hebben. Dit kan voorkomen bij vrouwen die seksueel zijn misbruikt. Het overgewicht geeft dan letterlijk zelfbescherming. Je beschermt jezelf omdat je met een slanker lijf mooier bent. En hoe aantrekkelijker je bent, hoe meer je de angst hebt dat je seksueel misbruik uitlokt. De voordelen van het overgewicht wegen dan, bewust of onbewust, zwaarder dan de nadelen.

Als je steeds denkt: was ik maar slank
Denk je vaak dat alles beter is als je slank bent? Want als ik slank ben, dan...
- nemen mensen me pas serieus;

- hoef ik me niet te schamen in het gezelschap van de collega's van mijn partner;
- durf ik weer een ijsje te nemen, zonder dat ik me bekeken voel met een blik van 'logisch dat die dik is!';
- durf ik weer in een bikini, waar mijn gezin bij is;
- kan ik weer genieten;
- hoef ik niet bang te zijn dat men vraagt of ik zwanger ben;
- durf ik weer een shirt met korte mouwen aan te trekken;
- ben ik niet zo bang om afgewezen te worden;
- zijn mijn collega's aardiger tegen mij;
- zijn mensen minder afstandelijk tegen mij;
- voel ik me zelfverzekerder;
- voel ik me mooier;
- mogen ze weer foto's van me maken;
- accepteer ik mezelf tenminste;
- durf ik naar mezelf in een winkelruit te kijken;
- ben ik pas gelukkig;
- durf ik weer te vrijen, met het licht aan.

Als je veel lijnt en nooit (lang) op je streefgewicht zit, kunnen je negatieve gedachten over jezelf je behoorlijk beheersen. Je gedachten vormen de tralies van je eigen gevangenis. En je laat jezelf geloven dat die gevangenis pas open gaat als je slank bent. Een situatie waarin je jezelf altijd teleurstelt, omdat je het nooit goed doet.

Bij streng lijnen zet je lijf alles op alles om weer op gewicht te komen. Dit gevecht win je nooit op wilskracht. Bovendien is lijnen levenslang: als je lijnt let je altijd op wat je eet en niet kunt eten. Maar zodra je op gewicht bent, moet je nog steeds voortdurend op je eten letten. Verjaardagen en feestjes zijn niet leuk om heen te gaan als je te dik bent. Dan voel je je bij elke hap bekeken. Maar als je op je streefgewicht bent, is het ook niet leuk. Dan ben je weer bang om erna zwaarder te worden.

Afvallen lijkt de oplossing, maar is tevens ook het probleem. En hoe vaker je lijnt, hoe moeilijker je lijf afvalt. Zo vergalt het lijnen je geluk.

ZO STOP JE MET (DI)EETPIEKEREN

Ben je erachter dat je (toch nog) te streng lijnt? Gebruik dit boek om jezelf hierbij te helpen. Aarzel niet om je krachtteam in te zetten.
Via de huisarts kan je naar een diëtist. Die helpt je realistische doelen en een gezonde voeding samen te stellen, op basis van jouw persoon-

lijke situatie. Denk hierbij aan je lijnverleden, gezondheidsproblemen, je thuissituatie, je werk enzovoort. Je bekijkt samen hoe het gaat en stelt je verwachtingen soms bij.

Weet je zeker dat je vervelende gevoelens wegeet, of denk je dat dit misschien een rol speelt? Niets is menselijker dan dat. Alleen erg lastig, als je ook aan je gewicht wilt werken. Leer lichamelijke honger lichamelijk op te lossen en geestelijke 'honger' geestelijk op te lossen. Dus: leer boos te zijn als je boos bent. Heb verdriet als je verdrietig bent.

Praat hierover met je huisarts. Deze kan je zonodig verwijzen naar een psycholoog en/of een haptotherapeut. Het kan al moeilijk zijn je gevoelens te herkennen. Laat stáán ze niet langer weg te eten en er ander gedrag voor in de plaats te zetten.

Ben je pas gelukkig als je slank bent? Wordt je leven vergald door alsmaar te lijnen? Stop daarmee! Besef dat je alleen uit die vicieuze cirkel komt als je er anders mee leert omgaan.

Leer te genieten van positieve dingen om je heen en van jezelf. Wie ben je eigenlijk of was je van binnen vóór al die lijnpogingen? Ben je bijvoorbeeld lief en warm, zorgzaam en begripvol, enthousiast en creatief? Als je dit zelf niet meer kan bedenken, vraag het dan aan iemand in je directe omgeving. Iemand die jou goed kent en die het beste met je voor heeft, bijvoorbeeld een goede vriend of vriendin.

Ook nu staat je krachtteam voor je klaar. Je partner, vrienden of vriendinnen voor de broodnodige steun. De huisarts voor je gezondheid. De diëtist om ervoor te waken dat je gezond lijnt, de fysiotherapeut of sportinstructeur voor een goede conditie, de psycholoog en haptotherapeut om je geluksgevoel terug te vinden.

1.12   Je bent een gewoontedier

De meeste dingen die je doet, doe je uit gewoonte. Je hebt er geen erg in, je doet ze gewoon zo. Het is een belangrijk overlevingsmechanisme van je lijf en geest. Sommige gewoonten helpen niet mee om af te vallen of op gewicht te blijven. Dat kun je veranderen als je bepaalde gewoonten afleert en er andere voor in de plaats krijgt.

> Misschien heb je op dit moment de energie niet om bepaalde gewoonten aan te pakken. Of wegen voor jou de voordelen van een gewoonte op tegen het nadeel (namelijk dat die gewoonte niet helpt om af te vallen). Of zijn er andere redenen voor jou, om dit onderdeel niet (nu) te willen doen. Als je toch meer wilt

weten over de functie van gewoonten en waarom het handig is om sommige af te leren, lees dan verder. Je kunt dit onderdeel op elk gewenst moment oppakken.

DE KRACHT EN DE VALKUIL VAN JE GEWOONTEN

Een automatisme

Een gewoonte is een vaste wijze waarop je iets doet. Wat je doet, doe je automatisch, zonder er bewust bij na te denken. Denk aan het besturen van de auto of je tanden poetsen. Doordat je het zo vaak op dezelfde wijze doet, kun je de tafel dekken zonder erbij na te denken of iets te vergeten. De gewoonte, een soort vast programma in je hersenen, zorgt ervoor. Zonder gewoonten kunnen we niet goed leven. Dan zouden we alles steeds opnieuw moeten uitzoeken. Dat is voor onze hersenen een veel te grote belasting.
Gewoonten zijn dus erg nuttig. Maar we hebben onszelf ook gewoonten aangeleerd, die in nieuwe situaties ineens niet meer handig blijken.

Voorbeeld

Je ging een keer je huiswerk maken en je had er toevallig een zakje drop bij. Tijdens het leren at je het zakje ongemerkt leeg. De volgende dag is er weer drop in huis en gebeurt hetzelfde. De derde dag zit je achter je huiswerk en denkt ineens: ik krijg trek in drop! Je wordt een beetje onrustig. Je denkt: zonder drop kan ik me niet concentreren op mijn huiswerk. En je gaat eerst op zoek naar drop, zodat je je huiswerk verder af kunt maken. Zo is een gewoonte geboren. Je hersenen hebben 'het eten van drop' gekoppeld aan 'het maken van huiswerk'.

Nog een voorbeeld

Je was een keer erg verdrietig en alleen. Omdat je met niemand over je verdriet kon praten, zocht je een beetje afleiding in huis. Je vond een reep chocolade. Het gaf je op dat moment een beetje troost. Als dit je vaker overkomt, dan leer je jezelf aan dat je je kunt troosten met chocolade. Niet echt handig als je wilt afvallen.

Zo zijn er nog veel meer voorbeelden van aangeleerde gewoonten, die niet meehelpen als je wilt lijnen of op gewicht wilt blijven. Denk aan:
- het eten van chips tijdens het tv-kijken;
- een snoepje krijgen als je je pijn hebt gedaan;
- een wijntje voor het eten, na een dag hard werken;
- eten uit verveling;
- heel snel eten;
- 's nachts uit je bed gaan om te eten.

Afleren is afkicken
Als je iets niet kan doen volgens je gewoonte, zal het voelen alsof je iets mist. Je krijgt er behoefte aan, alsof je lichaam het nodig heeft. Je verstand zegt of iets een slechte gewoonte is, maar meestal vóelt de gewoonte niet als slecht. Je doet het al zo lang, omdat je er immers een bepaald voordeel van hebt, bijvoorbeeld plezier of troost.
Maar je merkt ook dat de gewoonte, in de nieuwe situatie, namelijk 'afvallen', niet meer meehelpt. En omdat gewoonten in onze hersenen vastliggen, kan het moeilijk zijn om er vanaf te komen. Zodra je probeert te stoppen met zo'n gewoonte, voel je je onrustig of geïrriteerd. Vooral de gewoonten, waarvan de voordelen nu nog steeds gelden.
Als je wilt stoppen met chocolade eten omdat je dan beter afvalt, zal dat in het begin moeilijk gaan. Je mist dan namelijk de troost die je krijgt van de chocolade. En op het moment van verdriet, als je de chocolade juist nodig hebt, zal je al snel denken: laat dat afvallen maar even zitten. Je bent dan op je zwakst.
Om van een vervelende gewoonte af te komen, is dus vaak veel doorzettingsvermogen nodig. En je zal moeten zorgen voor een vervangende, betere gewoonte! Als je er een tijdje heel bewust aan werkt, dan zal een oude gewoonte na verloop van tijd slijten.

Oude gewoonten weer terug
Als je veel stress hebt, zal je merken dat je gewoonten erg belangrijk voor je zijn. Of dat afgeleerde gewoonten weer terugkomen. Je hebt dan namelijk al je aandacht nodig voor datgene wat jou zoveel stress oplevert. Alles wat je lijf op de automatische piloot kan doen, zal hij

dan ook doen. Weet dat dit een normale manier van je lijf is, om te overleven. Zo hoef je jezelf dus geen slappeling te vinden, maar kan je juist begrip voor jezelf opbrengen.

Hoe jonger je bent en hoe korter je de gewoonte hebt, hoe makkelijker het is om haar af te leren. Kinderen leren dan ook veel sneller dan volwassenen.

Je kunt je ook voorstellen dat het makkelijker is om verkeerde gewoonten niet te laten ontstaan, dan om ze af te moeten leren.

ZO DOE JE HET

Een stressvolle situatie is geen handige basis om gewoonten te veranderen. Zorg ervoor dat je niet op dat moment in een zeer stressvolle situatie zit.

Bedenk bij jezelf welke gewoonte je hebt, die je in de weg zit bij het afvallen (of bij het op gewicht blijven). Bijvoorbeeld:

- Ik eet 's avonds een hele rol koek op.

Bedenk welk voordeel deze gewoonte heeft voor jou.

- Ik eet uit verveling. Het smaakt lekker.

Bedenk welke negatieve effecten het heeft.

- Ik kom aan in gewicht. De verveling gaat eigenlijk niet weg. Ik voel me erna ook nog schuldig.

Bedenk wat er eigenlijk gebeurt. Wat zorgt ervoor dat je die gewoonte uitvoert?

- Ik heb koekjes gekocht. Ik ga 's avonds zitten voor de tv. Ik zit alleen. Ik verveel me. Ik denk aan de koekjes. Ik pak ze en eet ze op.

Probeer te bedenken welke nieuwe gewoonte je beter zou kunnen hebben in plaats van de oude.

- Ik bel een vriendin. Ik ga sporten of naar de film. Ik ga een boek lezen. Ik ga breien. Ik plak eindelijk eens die foto's in.

Bedenk welke stappen (schakels) je kunt veranderen om tot je nieuwe gewoonte te komen.

- Ik koop geen koekjes meer. Ik ga niet meer automatisch tv kijken. Ik maak van tevoren een afspraak om te gaan sporten of om naar de film te gaan. Ik leg mijn boek klaar.

Nog hulp nodig?

Heb je moeite met het bedenken welke gewoonten het lijnen in de weg zitten? Heb je moeite om goede nieuwe gewoonten te verzinnen? Vind je het moeilijk om je gewoonten echt te veranderen? Schakel dan helpers in. Denk aan een diëtist, een psycholoog of gedragstherapeut.

Goed om te weten 2

2.1 Je binnenste buiten

Je maag-darmkanaal, waar je eten wordt verteerd, is eigenlijk de buitenkant van je lichaam. Als je weet hoe je lichaam werkt, kan je ook beter begrijpen waarom je dik bent geworden. En hoe je weer goed voor je lichaam kunt zorgen, zodat je het gewicht weer kwijtraakt.

DE KRACHT VAN JE VERTERING

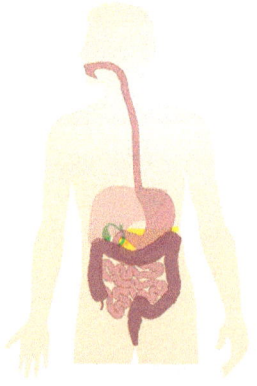

De binnenkant buiten
Je lijf is eigenlijk een hele lange open buis, met je armen en benen als uitsteeksels. Deze tunnel, die kronkelend van je mond tot je anus loopt, is het maag-darmkanaal. Het maag-darmkanaal is, net als je huid, dus de buitenkant van je lichaam. In verschillende ruimtes wordt je voedsel afgebroken tot zulke piepkleine stukjes, dat het uit-

eindelijk echt je lijf in mag. Dit afbraakproces heet vertering. Schadelijke zaken uit de voeding, zoals gevaarlijke bacteriën, worden in de darmen tegengehouden zodat die je lijf niet binnen kunnen komen.

Voedingsstoffen

Alles wat we eten en drinken bestaat uit verschillende onderdelen die je lijf nodig heeft als brandstoffen, bouwstoffen en hulpstoffen. Deze onderdelen noem je voedingsstoffen. Dit zijn koolhydraten, vetten, eiwitten, bioactieve stoffen (zoals vitaminen en mineralen), vezels, vocht en goede bacteriën.

De koolhydraten en de vetten leveren energie. De bouwstoffen gebruikt het lichaam voor groei (van een kind of je haar) en voor reparatie van je lijf, zoals het dichtgaan van een wondje. De bouwstof van je lichaam is eiwit. Hulpstoffen, zoals vitaminen, mineralen, vocht, vezel, en goede bacteriën helpen overal bij.

Die stoffen die je lijf nodig heeft om te bestaan, moeten eerst uit je eten vrijgemaakt en kleingemaakt worden. En dan moeten ze worden omgebouwd tot stoffen die jouw lijf kan gebruiken. Het vrijmaken en kleinmaken, de vertering, gebeurt in je maag-darmkanaal.

Op weg naar de recyclefabriek

Vergelijk je lijf met een fabriek voor het recyclen van afval. Stel je hebt een container met grofvuil. Op een lopende band worden de spullen eerst uitgezocht. Zo veel mogelijk spullen zullen worden hergebruikt. De grote stukken worden kleiner gemaakt, zodat het later makkelijker verwerkt kan worden. Tot zover kan je dit vergelijken met de vertering in je maag-darmkanaal, wat zich nog afspeelt aan de buitenkant van je lichaam.

In de recyclefabriek wordt oud papier helemaal verpulverd en opnieuw tot papier gemaakt. Glas wordt omgesmolten tot nieuw glaswerk. Lood en ijzer worden ook omgesmolten, zodat er weer iets nieuws uit gevormd kan worden.

Dit proces is vergelijkbaar met de stofwisseling (het metabolisme) aan de binnenkant van je lichaam. De stofwisseling wordt later uitgelegd, bij 2.4 'En nu je lichaam in!'.

2.2 De weg van je voedsel

Als je weet wat er gebeurt met je voedsel, gedurende de weg door je maag-darmkanaal, begrijp je beter hoe je lichaam werkt. Als je weet hoe je lichaam werkt, kan je ook beter begrijpen waarom je dik bent geworden. En hoe je weer goed voor je lichaam kunt zorgen, zodat je dat gewicht weer kwijtraakt.

DE KRACHT VAN DE REIS VAN JE VOEDSEL

In je mond...
De tong duwt een stuk eten tussen je tanden. Met behulp van het speeksel maken je tanden de hap kleiner. Zo wordt het als een nattig brokje door je tong naar achteren geduwd, doorgeslikt en komt het door je slokdarm in de maag terecht. Hier begint de reis door je maag-darmkanaal.

...via je maag...
Je maag is een gespierde zak, met een uitgang naar de dunne darm aan de onderkant, die nu nog dichtgeknepen is.
Je maag gaat twee dingen doen: slechte bacteriën doden en het nattige brokje tot een onherkenbare vloeibare massa maken, zodat het helemaal klaar is voor de dunne darm.
De binnenwand van je maag scheidt zuur maagsap af. Doordat de maagwandspieren steeds samenknijpen wordt het eten gekneed en gemengd met die zure vloeistof. Het maagzuur doodt zo schadelijke bacteriën. Hoe vetter en vaster het eten is, hoe langer de maag nodig heeft om alles te vermengen en dik vloeibaar te maken. Een glas drinken blijft maar heel kort in je maag, vast voedsel gemiddeld drie uur en een vette maaltijd heeft nog meer tijd nodig. Dus na ongeveer drie uur zal de zure soep je maag verlaten. Op dat moment gaat de uitgang steeds even open en laat de soep zo, in kleine beetjes tegelijk, doorstromen naar je dunne darm. Goede en sommige slechte bacteriën kunnen het zuur van de maag overleven en reizen mee.

...door je dunne darm...
Je dunne darm, een buis van 6 meter lang, ligt als een kronkel opgevouwen in je buik. De binnenwand van de darm is zo gerimpeld, dat hij het oppervlak heeft van een tennisveld, als je hem helemaal glad zou strijken. Deze darmwand is *de echte grens* tussen de buitenwereld en de binnenkant van jouw lichaam. In de dunne darm wordt de soep vermengd met darmsappen. Deze sappen komen uit de lever en de alvleesklier. In de sappen zitten enzymen die de onderdelen van de soep nog verder klein hakken (verteren).
In de darmen wonen zo'n honderd biljoen bacteriën, zeker zo'n acht-

honderd verschillende soorten. Ook zij helpen bij de vertering. Daarnaast houden ze schadelijke bacteriën tegen om verder in het lichaam door te dringen.
Als de darmen hun sloopwerk helemaal goed hebben gedaan, kunnen die stukjes eindelijk je lichaam in. De wand van de dunne darm is als een heel fijne zeef, waar alleen superkleine stukjes doorheen kunnen.

> Aan de binnenkant van je lijf worden de bouw-, hulp- en brandstoffen in het bloed opgevangen en naar de lever (de recyclefabriek) gebracht. Hier worden ze omgevormd tot bouw- en brandstoffen die de cellen in je lichaam kunnen gebruiken. De bruikbare stoffen reizen weer verder via je bloed naar hun bestemming.

Gedurende de reis van het eten door je dunne darm, die zo ongeveer twee tot vier uur duurt, blijft er dus steeds minder van over.
Niet alles wordt gebruikt als bouw-, hulp- en brandstof in het lijf. De vezels uit het eten blijven in de dunne darm achter en reizen helemaal door naar de dikke darm, samen met veel bacteriën.

...en je dikke darm...
Je dikke darm is 1,5 meter lang. Hij loopt aan de ene zijkant van je buik omhoog, dan steekt hij horizontaal over en gaat aan de andere kant van je buik weer naar beneden, waar hij eindigt in je anus.
Ook deze darm is van binnen erg gerimpeld. In je dikke darm wonen de meeste bacteriën. De vezels die uit de dunne darm de dikke darm inkomen, zijn voor een deel voedsel voor deze bacteriën. Ook zorgt de dikke darm ervoor dat vocht en zouten uit de laatste voedselresten worden gehaald en alsnog in het lichaam worden opgenomen. De reis door de dikke darm kan twaalf uur tot wel twee dagen duren.

...naar buiten!
Alles wat je lichaam niet kan gebruiken, wordt opgeslagen in het laatste deel van de dikke darm, totdat het als dikke ontlasting de tunnel uit kan. Deze ontlasting bestaat dan uit vocht (anders moet je wel erg hard persen), overgebleven vezels, dode darmwandcellen en uit overleden en levende bacteriën.

2.3 Smakelijk eten!

Variatie in smaak maakt dat je meer van eten geniet maar ook snel te veel eet. Als je weet hoe dat werkt, help je jezelf om af te vallen en op gewicht te blijven.

DE KRACHT EN DE VALKUIL VAN SMAAK

Als je iets gaat eten of drinken wat je erg lekker vindt, verheug je je alvast op de smaak die je verwacht. Die eerste hap of slok zal de lekkerste zijn. Na een paar happen of slokken vind je het nog wel lekker, maar is de verrassing er al snel af.

Hoe smaak werkt

Deels wordt smaak bepaald door de smaakpapillen op je tong. Maar deze registreren alleen of iets zout, zoet, zuur, vet of bitter is. Met je hele mond proef je ook of iets lekker knapperig is of slap, heet of koud, pittig (peper) of fris (pepermunt), hard of zacht, ruw of glad, vloeibaar of vast, prikkelend (frisdrank) of dat het heerlijk smelt op je tong (chocolade).

De geur van voedsel, samen met de smaakpapillen op je tong (zout, zoet, bitter en zuur), bepalen de uiteindelijke smaak. Hiermee proef je belangrijke verschillen, waardoor je weet of je vanillevla eet of blanke vla, ui of appel.

Door te ruiken en te proeven van datgene wat je wilt nemen, beoordeel je of het bedorven of giftig is. Anders kan je er ziek van worden of dood aan gaan. Dit is heel erg belangrijk om als mens te kunnen overleven. Je geheugen voor smaak is dan ook erg sterk. Als je ooit ziek geweest bent van bedorven voedsel weet je dat het klopt! Je kunt maandenlang een afkeer hebben, alleen al bij het idee dat je dat gerecht nog eens moet eten. Aan de andere kant kan een bepaalde smaak ook heel fijne herinneringen of gevoelens oproepen.

Jong geleerd

Na de geboorte is borstvoeding het eerste voedsel dat baby's behoren te krijgen. Borstvoeding smaakt zoet. Dit vinden baby's van nature het allerlekkerst. Omdat de moeder zelf verschillende dingen eet en drinkt, smaakt de borstvoeding steeds iets anders. Zo went de baby al aan smaakverschillen.

Hoe makkelijk een kind nieuwe smaken aanleert is voor het grootste deel erfelijk bepaald. Maar aan nieuwe smaken moet elk klein kind wennen. Daarvoor hebben ze ook meer smaakpapillen dan volwassenen. Waarschijnlijk waarschuwt ze dat tegen het eten van giftig of

bedorven eten. Als ze zien dat mama en papa het lekker vinden, zullen ze het zelf ook eerder proberen. Elke keer dat ze iets eten zonder er ziek van te worden maakt de drempel om het weer te eten lager. Een kind moet iets nieuws meestal wel tien tot vijftien keer proeven, voordat het de smaak echt waardeert. Iets zoets gaat natuurlijk sneller dan iets wat een beetje bitter is. Als je vroeger weinig verschillende smaken hebt leren kennen, kan het zijn dat je nu nog weinig lust. Met name (rauwe) groenten kunnen dan een probleem zijn. Dat is natuurlijk jammer, omdat deze zo belangrijk zijn voor je gezondheid en helpen je gewicht omlaag te krijgen en te houden.
Sommige volwassenen en veel kinderen hebben meer smaakpapillen dan gemiddeld. Zij proeven meer en vooral bitter proeven ze sterker dan anderen. Mede daarom hebben kinderen moeite met bittere groenten zoals witlof en spruitjes. Als je volwassen bent heb je meestal wel bitter leren waarderen, bijvoorbeeld koffie en bier.
Anderen hebben juist minder smaakpapillen dan gemiddeld en de hoeveelheid neemt ook af naarmate je ouder wordt. Omdat je dan minder proeft ben je misschien geneigd iets meer zoet te willen hebben, wat niet handig is als je af wilt vallen of op gewicht blijven.

Elk pak melk hetzelfde

Als je weinig variatie in smaak hebt binnen een maaltijd of gerecht, ben je er snel op uitgekeken. Zo stop je vrij snel met eten. Als je veel verschillende smaken hebt, dan heb je er niet zo snel genoeg van. Dit gebeurt als je uit eten bent. De kok probeert veel verschillende smaken te verwerken in zijn voor-, hoofd- en nagerechten. Bij het lezen van de menukaart en het ruiken van al die lekkere gerechten loopt het speeksel al in je mond! Vaak eet je later dan je thuis zou doen en heb je ook al echt honger. Zo bestel en eet je (te) veel en verdient het restaurant goed aan je.
Tegenwoordig zijn er heel veel verschillende snacks, zoutjes, chips, melkproducten en toetjes, snoep, koek, cake, taart, alcoholische dranken, kant-en-klaarproducten en -maaltijden in de winkels te krijgen. Het zijn de resultaten van uitgebreid smaakonderzoek onder proefpersonen zoals jij. Ze hebben met allerlei geur-, kleur- en smaakstoffen precies het uiterlijk en de smaak gekregen waardoor jij het graag lust. Ook is die smaak altijd zeer constant. Melk van de ene koe smaakt anders dan van de andere. En de melk van die ene koe smaakt in de zomer anders dan in de winter, omdat het voer dan anders is. Maar omdat het van veel koeien wordt gemengd en bewerkt, smaakt elk pak melk altijd hetzelfde.

ZO BEÏNVLOED JE JE SMAAK

- Proef eens met je ogen en je neus dicht. Laat iemand anders iets in je mond stoppen. Weet je dan wat je eet? Zo kun je je ook voorstellen dat iemand die niet kan ruiken niet van eten kan genieten.
- Eten is vaak een kwestie van gewoonten. Meestal maak je de maaltijden waarvan je weet dat je ze lekker vindt of dat je partner en de kinderen het lekker vinden. Ook de broodmaaltijden bestaan meestal uit beproefde brood- en belegsoorten. Probeer daarom deze week eens iets nieuws, wat je (of jullie) nog nooit hebt gegeten. Nieuwe ervaringen opdoen maakt het leven spannender! Koop een gekke groentesoort en maak er iets mee. Weet je niet wat je ermee kunt doen? Kijk dan op een goede receptensite, zoals www.ah.nl en www.voedingscentrum.nl. Je kunt het product invoeren, zodat er allerlei recepten met het product verschijnen. Misschien vinden jullie het niet (meteen) allemaal even lekker, maar... proberen is leren!
- Laat je kindje van begin af aan met veel verschillende smaken in aanraking komen. Het geeft niks als je kindje een vies gezicht trekt. Probeer de volgende dag gewoon weer een of twee hapjes. Bied het op deze manier minstens tien tot vijftien keer aan, zodat je kindje aan de nieuwe smaak kan wennen. Probeer ook dingen uit die je zelf misschien niet lust.
Je kunt ook een bekende smaak combineren met een nieuwe smaak. Prak niet altijd alles door elkaar en geef niet steeds gemengde potjes. Zo leert je kindje de verschillende smaken niet onderscheiden.
- Natuurlijk kunnen er altijd producten overblijven die je nooit lekker zult (leren) vinden.
- Als je uit eten gaat en je wilt op je gewicht letten, bestel dan niet te veel gangen en bijgerechten. Hoe meer smaakvariatie je hebt, hoe meer je ervan zal eten. Het water loopt je gewoon in de mond, alleen al bij het idee van wat je besteld hebt! Zorg dat je van tevoren al wat in je maag hebt, zodat de geuren en je smaakgeheugen minder effect hebben op je keuze.
- Als je een slechte groente-eter bent, zet dan juist twee of meerdere groenten op tafel in plaats van één. Groenten zijn energiearm, bevatten veel belangrijke voedingsstoffen en vezels, om je gewicht te laten zakken en op peil te houden.
- Stel dat je trek hebt in iets, waarvan je vindt dat het eigenlijk niet goed is voor je lijn. Dan kan je er beter goed van genieten door de smaak echt in je op te nemen. Als je er langzaam, met al je aandacht, van eet of drinkt en je de smaak echt door je mond laat rol-

len, zal je het volgende merken. Eerst zal je de smaak heerlijk vinden. Enthousiast begin je aan een volgende slok of hap. Deze hap zal al iets minder verrassend smaken. Stop gewoon als je genoeg van de smaak hebt genoten. Dat is meestal voordat je portie op is. De rest heb je niet nodig.

2.4 En nu je lichaam in!

Je lijf is 24 uur per dag bezig om je leven te leven. Al die tijd voel, ruik, proef en zie je. Wordt je voedsel verteerd en vervoerd tot in je vingertoppen. Groeien je nagels en krijg je kippenvel. Houden je spieren en je botten je rechtop en beweeg je. Denk en leer je. Word je boos en geniet je. Praat en huil je. Ben je verliefd en vecht je.
De enige reden waarom je moet eten en drinken is omdat je zo water, energie, bouw- en hulpstoffen binnenkrijgt, zodat je kunt leven. Nadat je voedsel door je darmen is afgebroken en opgenomen, via de darmwand, je lichaam in, kan het pas zijn werk doen. Als je weet hoe je lichaam werkt, kan je ook beter begrijpen waarom je dik bent geworden. En hoe je weer goed voor je lichaam kan zorgen, zodat je het gewicht weer kwijtraakt.

DE KRACHT VAN JE LICHAAM

Wat is stofwisseling?
Je lijf is een continubedrijf. Het is 24 uur per dag bezig om in leven te blijven, te groeien, ziekmakers te bestrijden, te denken, adem te halen, je organen en je zintuigen te laten werken, te bewegen, gevaar af te wenden, emoties te laten zien en warm te blijven. Als je actief bent, maar ook als je slaapt werkt alles gewoon door. Al deze activiteiten, die in je lichaam gebeuren, noem je stofwisseling of metabolisme. Stofwisseling is de verandering van de voedingsstoffen, die je hebt gegeten en gedronken in energie, bouw- en hulpstoffen, die je lijf daarna gebruikt om te doen wat het moet doen.

Je *hersenen* zijn de dirigent van je lichaam. Ze krijgen informatie over wat er buiten je lijf gebeurt via je ogen, oren, tong, neus en huidgevoeligheid. Ze krijgen ook informatie uit de binnenkant van je lijf, via zenuwen en hormonen. Met al die informatie bepalen je hersenen op elk moment wat er op elke plek in je lichaam moet gebeuren. Ze sturen hun opdrachten, via zenuwen en hormonen, je lichaam weer in. Zo regelen je hersenen dat de juiste bouw- en brandstoffen op de juiste tijd op de juiste plekken komen.

Veel opdrachten gaan volgens vaste ritmes; je biologische klok. Lees meer hierover bij 2.5 'Ben je in balans met je bioritme?'.

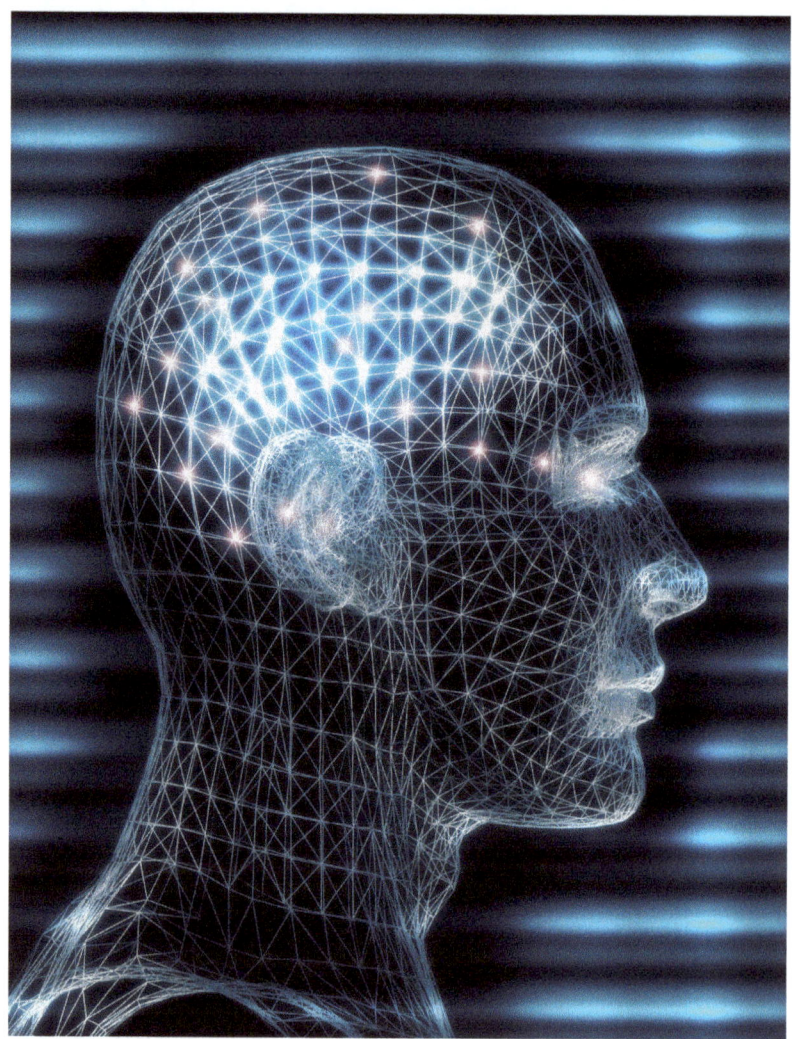

Hormonen zijn boodschapperstofjes, die worden gemaakt door de hersenen en andere organen. Ze reizen met je bloed mee en geven elders in je lichaam hun boodschap door: een opdracht om iets te laten gebeuren of iets stop te zetten. Als de hormonen hun werk hebben gedaan, worden ze afgebroken door je lever.

Je hart pompt je bloed in het rond. Je bloed vervoert warmte, zuurstof, voedingsstoffen, boodschapperstoffen(hormonen) en afweerstoffen naar plekken in je lijf waar ze nodig zijn. Je bloed voert ook afvalstoffen naar je nieren en darmen, waardoor ze je lichaam kunnen verlaten.

Je *maag* en *darmen* breken je eten en drinken af, zodat het gebruikt kan worden in je lijf. Alle voedingsstoffen, die zijn kleingemaakt (verteerd) in je darmen, zijn door de wand van de darm in je bloed terechtgekomen. De eiwitten, vetten, koolhydraten en alle andere bioactieve stoffen kunnen meestal nog niet direct hun werk doen. Ze moeten eerst naar de lever. Je *lever* is als een recyclefabriek, waar oud papier verpulverd wordt en opnieuw tot papier gemaakt. Waar glas, lood en ijzer worden omgesmolten tot nieuwe producten. Zo worden in de lever voedingsstoffen omgebouwd tot de brand- en bouwstoffen die de cellen in je lichaam wel kunnen verwerken. Dan worden ze tijdelijk in je lever opgeslagen of direct vervoerd naar plekken in je lijf waar ze op dat moment nodig zijn. Je lever maakt ook afvalstoffen onschadelijk en houdt je lichaam warm.

Je *alvleesklier* helpt voedsel af te breken in je darmen en maakt hormonen aan zoals insuline. Insuline helpt bij de opname van glucose in je lichaamscellen, zodat het daar energie kan leveren.

Je *afweersysteem* vecht voortdurend tegen virussen en schadelijke bacteriën in je hele lijf.

Elke lichaamscel neemt zuurstof en voedingsstoffen op en geeft afvalstoffen af aan de bloedbaan. Dit proces, maar ook hoe snel of hoe langzaam je lijf energie verbrandt, wordt vooral bestuurd door de hormonen die je schildklier maken. In de puberteit werkt de *schildklier* harder, waardoor je groeit.

Je *nieren* maken je bloed weer schoon; ze halen gebruikte afvalstoffen en gifstoffen uit je bloed en verwerken dit tot urine, zodat het je lichaam uit kan.

Je *spieren* zorgen voor beweging van je skelet, je hart, het eten door je maag en darmen, je bloedvaten en longen.

Je *botten* zorgen voor stevigheid van je lichaam en in je botten worden bloedcellen gemaakt.

Je *huid* maakt vitamine D aan, zorgt ervoor dat je lichaam niet uitdroogt, je warmte vasthoudt en beschermt je tegen schadelijke stoffen van buitenaf.

2.5 Ben je in balans met je bioritme?

Of je goed in je vel zit wordt mede bepaald door het volgen van je bioritme, ofwel jouw biologische klok. Langdurig negeren van je biologische klok kan allerlei klachten veroorzaken zoals maag-darmklach-

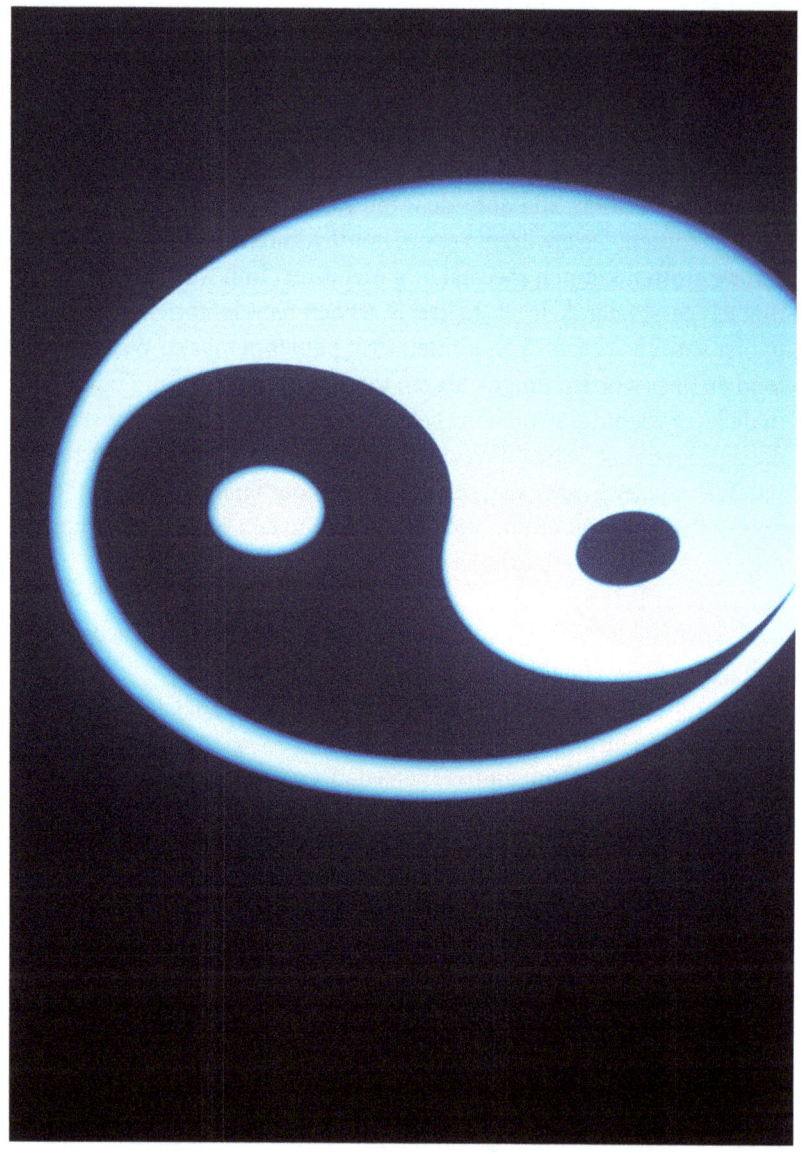

ten, hart- en vaatziekten, slaap- en geheugenstoornissen en stress. Afvallen en op gewicht blijven is moeilijker als je je biologische klok niet volgt.

DE KRACHT VAN JE BIORITME

De dirigent en zijn orkest

Je biologische klok regelt de ritmes van de processen die in jouw lichaam plaatsvinden, als een dirigent van een orkest. Het is gesitueerd in een klein gebied van je hersenen.

Je lichaam wordt gestuurd door veel verschillende ritmes. Zo zijn er korte ritmes, waarbij je kunt denken aan hartslag en ademhaling. De bloedsomloop en de darmbewegingen zijn voorbeelden van langere ritmes. Zo heb je ook 24-uursritmes zoals het slaap- en waakritme, de ritmes van de lichaamstemperatuur, concentratievermogen, stressgevoeligheid, eetlust, hormoonafscheiding en de stofwisseling. Vrouwen hebben natuurlijk ook nog de maandelijkse menstruatiecyclus. Zo zijn er op verschillende momenten van de dag verschillende pieken in je biologische processen; omdat je aan het eind van de ochtend het meest alert bent, kan je dan het beste ingewikkeld denkwerk verrichten. Aan het eind van de middag kun je het beste gaan sporten; dan is je spierkracht optimaal.

Al deze processen hebben een eigen klok, maar worden gedirigeerd door de biologische klok. Deze geeft als het ware de maat aan, zodat er sprake is van goede harmonie.

Slaap als basisbehoefte

Zonder rust en slaap ga je dood. Tijdens je slaap worden aan je lijf herstelwerkzaamheden verricht. Groeihormonen pieken in deze fase. Dit zorgt ervoor dat de aanmaak van eiwitten wordt gestimuleerd. Eiwitten worden namelijk overdag afgebroken onder invloed van het stresshormoon cortisol. Tijdens je diepe slaap is het cortisolniveau op z'n laagst. Zo krijgen de groeihormonen de tijd om de eiwitten in je lichaam weer aan te vullen.

Ongeveer 10 tot 15 procent van de mensen is een uitgesproken ochtend- of avondmens. Ben je een ochtendmens, dan word je uit jezelf vroeg wakker en kan je meteen aan de slag. 's Avonds daarentegen word je al vroeg weer moe. Ben je een typisch avondmens, dan ben je 's morgens met moeite je bed uit te krijgen. Pas in de loop van de dag kom je op gang en je gaat graag laat naar bed.

In de morgen is je lijf weer klaar voor een nieuwe dag. Onder andere door daglicht daalt het hormoon melatonine, waardoor je minder slaperig wordt. Vaak moet je eerst naar de wc en dat klopt; nu komt ook het afscheiden van afvalstoffen weer op gang.

Ritmes negeren

Of jij goed in je vel zit wordt dus voor een groot deel bepaald door het volgen van je bioritme. Langdurig negeren van je biologische klok kan allerlei klachten veroorzaken zoals maag-darmklachten, hart- en vaatziekten, slaap- en geheugenstoornissen en stress. Deze klachten hebben onvermijdelijk effect op jouw afvalpoging. Als je zo goed mogelijk leeft naar je biologische klok, heb je meer succes bij het afvallen en het behoud van je gewicht.

ZO LEEF JE VOLGENS JE BIORITME

Tips voor overdag

- Eet en drink op regelmatige tijden.
- Doe actieve dingen om jezelf moe te maken, zoals sporten. Zo slaap je 's nachts dieper, dus beter en ben je overdag weer fitter.
- Zorg dat je, gedurende de dag, een grote portie daglicht ontvangt.
- Slaap niet te lang uit, ook niet als het die avond ervoor erg laat is geworden of als je een slechte nacht hebt gehad. Doe overdag geen dutje.
- Zowel honger als een volle maag maakt dat je moeilijker in slaap valt. Gebruik daarom zo'n anderhalf uur voor het slapen gaan geen grote maaltijd meer, maar zorg er ook voor dat je goed hebt gegeten die avond.

Tips voor het slapen

- Probeer zo veel mogelijk op vaste tijden naar bed te gaan en op te staan. Als je een typisch avondmens bent, zal je later naar bed gaan dan als je een echt ochtendmens bent. Dan sta je ook weer bijtijds op. Dit helpt om weer te leren luisteren naar jouw persoonlijke waak- en slaapritme.
- Slaap zoveel uren als je nodig hebt om je de volgende dag weer fit en uitgerust te voelen. Voor de een is dat 8 uur, een ander heeft maar 5,5 uur slaap nodig.
- Houd jezelf niet wakker met stoffen in je bloed die je lijf actief en alert houden. Hierdoor slaap je later in dan je bioritme aangeeft of slaap je onrustiger en lichter, waardoor je lijf niet goed aan zijn rust en verwerkingsprocessen toe komt. Denk hierbij aan roken, gebruik van drugs, cafeïne en alcohol.

Voorbeelden van cafeïnehoudende dranken zijn: koffie, chocoladedrank, cola en RedBull. De stof cafeïne verdwijnt langzaam uit je bloed; 5 uur na het drinken van een kopje koffie zit de helft van de cafeïne er nog steeds in. Niet iedereen heeft hier last van. Als je 's avonds altijd gewend bent om koffie te nemen, weet je ook niet anders. Mocht je toch slecht slapen, probeer dan cafeïnevrije koffie, om te zien of het helpt.

- Een borreltje voor het slapen gaan lijkt een goed idee, om lekker in te kunnen slapen. Toch zitten er verschillende nadelen aan. Je hebt namelijk steeds meer nodig voor hetzelfde effect. Alcohol verhindert een gezonde slaap. De verwerkingsprocessen in je hersenen functioneren slechter als je alcohol hebt gedronken. Wakker worden en opstaan voelt ook prettiger als je hebt geslapen zonder alcohol.
- Als je onregelmatige diensten draait, probeer dan zo veel mogelijk van de hierboven genoemde tips te volgen. Een diëtist kan je helpen bij het aanpassen van je eetpatroon.

2.6 Je bent een oeroude alleseter

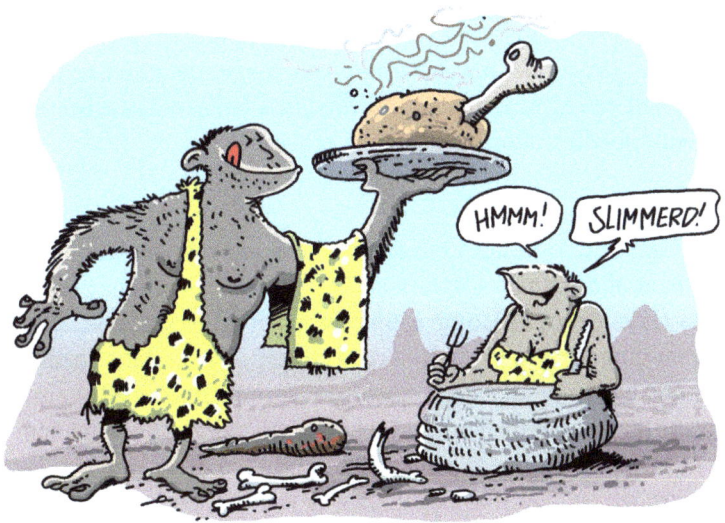

Als je weet voor welk voedsel je lijf eigenlijk is gemaakt, snap je beter waarom je te zwaar bent geworden. Dat helpt je af te vallen en op gewicht te blijven.

DE KRACHT VAN DE OMNIVOOR

De mens eet alles

De mens is een alleseter, ofwel omnivoor. Voordat je lichaam de bouw-, brand- en hulpstoffen (zoals de eiwitten, vetten en koolhydraten) uit de natuur kan gebruiken voor zichzelf, moet het eerst worden klein gemaakt (verteerd). Daarom heb je een mond met tanden en een maag-darmkanaal.

> De tanden en het maag-darmkanaal van een vleesetende tijger zien er heel anders uit dan die van een plantenetende koe. De tijger heeft lange hoektanden en speciale kiezen die geschikt zijn voor het afscheuren van vlees. Zijn darmkanaal is kort en simpel, omdat vlees makkelijk verteert.
> De koe heeft maalkiezen om het taaie gras goed fijn te kunnen kauwen. Hij heeft een lang en ingewikkeld maag-darmkanaal om alle stoffen, die zitten opgeborgen in de stugge plantencellen, vrij te kunnen maken.

Uit plantaardig én dierlijk voedsel haal jij je bouw-, brand- en hulpstoffen. Dat zie je aan de vorm van je tanden en kiezen. En aan de vorm en lengte van het maag-darmkanaal. Vegetariër zijn kan wel, maar je zult wel extra aandacht moeten besteden aan wat je eet om voldoende voedingsstoffen binnen te krijgen.

Onze voorouders

De aapmens, de voorouder van de huidige mens tot twee miljoen jaar geleden, at bijna geheel vegetarisch. Naarmate de aapmens zich verder ontwikkelde tot de Homo sapiens werden de hersenen steeds groter én gingen ze meer dierlijk voedsel eten. Dit dierlijke voedsel, bestaande uit vis, wild, eieren, larven en wormen bevat veel energie en bouwstoffen (eiwitten en onmisbare vetten), nodig voor de hersenen om te groeien. Dus, hoe slimmer men werd, hoe beter men werd in het verkrijgen en klaarmaken van dierlijk voedsel. En hoe meer dierlijk voedsel men at, hoe groter de hersenen weer werden.
De Homo sapiens (onze huidige menssoort), die vanaf 40.000 jaar geleden in Europa leeft, kwam aan voedsel door te jagen, te verzamelen en te verbouwen. Deze mensen aten veel groenten en kruiden, fruit, noten, vis en wild. Ze waren vanzelfsprekend erg lenig en gespierd door al dat harde werken.

De mens moest heel veel moeite doen om aan voedsel te komen, het te bereiden en langdurig te kauwen. Maar daar waren zijn gebit en maag-darmkanaal dan ook op gebouwd.
Tegenwoordig is voedsel zonder veel beweging te krijgen. Veel voedingsmiddelen zijn in de fabriek gemaakt. Ze bevatten veel energie in een kleine portie. Het is ook nog eens heel makkelijk te eten, omdat je haast niet hoeft te kauwen.
Zo eet en drink je snel te veel, waardoor je snel dikker wordt.

2.7 Wat doen de voedingsstoffen voor je?

De ene voedingsstof levert meer energie dan de ander. De ene voedingsstof geeft je sneller een vol gevoel dan de ander. Als je meer weet over de verschillende voedingsstoffen die energie leveren, begrijp je beter hoe je lijf werkt. Met die kennis kan je de voedingsstoffen in je voordeel laten werken. Zo help je jezelf om af te vallen en op gewicht te blijven.

> Misschien denk je over je lichaam zoals de meeste mensen over hun auto of computer; het maakt niet uit hoe die het doet, áls die het maar doet.
> Als dit onderdeel je gewoon niet interessant lijkt, ga je door naar het volgende onderwerp. Ben je toch nieuwsgierig geworden naar de voedingsstoffen die je energie geven, lees dan door. Aan het eind vind je ook tips, die je helpen om af te vallen.

DE KRACHT VAN VOEDINGSSTOFFEN

Er wordt voortdurend, over de hele wereld, wetenschappelijk onderzoek gedaan naar wat mensen aan voedingsstoffen nodig hebben, in soorten en hoeveelheden, om ziekten te voorkomen en zo lang mogelijk in goede gezondheid te kunnen leven. Zo gebeurt het dat zo nu en dan de aanbevelingen worden bijgesteld, omdat nieuw onderzoek daar aanleiding toe geeft. De benodigde soorten en hoeveelheden voedingsstoffen worden per land vertaald naar soorten en hoeveelheden voedingsmiddelen, die doorgaans in dat land worden gebruikt. In Nederland vind je deze terug in de Schijf van Vijf en de Richtlijnen Goede Voeding.

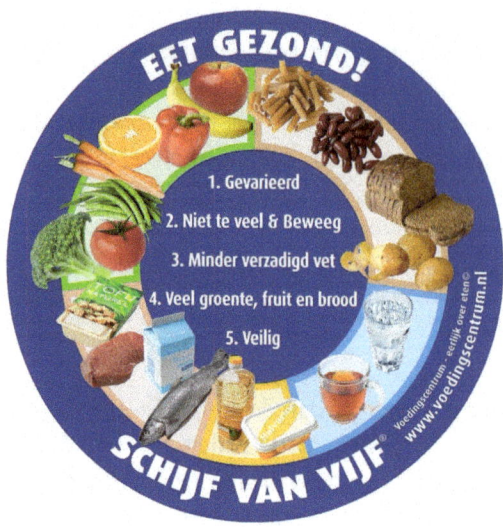

Voedingsmiddelen bestaan uit allerlei verschillende voedingsstoffen. Vitaminen, mineralen, water en vezels zijn onmisbare stoffen die geen energie leveren. Vezels zorgen wel voor een vol gevoel. Handig als je aan de lijn bent of je gewicht op peil wilt houden.
De voedingsstoffen die energie leveren zijn vetten, eiwitten, koolhydraten en alcohol. Alcohol heeft je lijf niet nodig. De andere voedingsstoffen zijn allemaal onmisbaar om je lijf gezond te houden. Je hebt ze dagelijks in verschillende hoeveelheden nodig. Alleen als je te veel van deze voedingsstoffen binnenkrijgt, kom je in gewicht aan. Verdere informatie over vezels vind je in 3.12 'Vezels'. Hieronder volgt uitgebreide informatie over de energieleverende voedingsstoffen.

Vetten
Vetten leveren per gram de meeste energie, namelijk 9 kcal. Logisch dat je lijf vetten heel gemakkelijk opslaat als compacte energievoorraad. Zo heeft je lichaam altijd de beschikking over energie om, ook als je niet eet, in leven te blijven.
Vet is onmisbaar voor de werking van je lichaam. Je hersenen bestaan bijvoorbeeld voor het grootste deel uit vet! Je lijf haalt er ook bepaalde vitamines uit, die alleen in vet zitten opgeslagen. Je vetvoorraad wordt vooral gebruikt om je spieren te voorzien van energie, zodat ze kunnen bewegen. Daarom werkt sporten zo goed: als je je spieren regelmatig en langdurig echt gebruikt, verbrand je vet.

Koolhydraten

Eén gram koolhydraten levert 4 kcal. Koolhydraten vind je in de voeding in verschillende lengtes. Uiteindelijk zullen alle koolhydraten door je lever afgebroken en omgevormd worden tot glucose. Deze glucose is dan beschikbaar als energie voor alle lichaamscellen.
De meeste lichaamscellen zijn in staat zowel koolhydraten, vetten en eiwitten als energie te gebruiken. Zo niet de cellen van je hersenen en zenuwen. De koolhydraat glucose is de enige vorm van energie waar je hersenen en zenuwen 24 uur per dag op leven. Je lijf heeft er een kleine voorraad van (glycogeen), zodat de hersen- en zenuwcellen altijd kunnen worden voorzien. Deze voorraad wordt dus altijd goed op peil gehouden.
Als je meer koolhydraten eet dan je lichaamscellen op dat moment nodig hebben als energie én je glycogeenvoorraad is ook vol, zal je lijf deze koolhydraten omzetten in vetweefsel, je energievoorraad.

Eiwitten

Eiwitten worden vooral door je lijf als bouwstof gebruikt. Als je te veel eiwitten eet, kan je lijf deze omzetten in vetweefsel, maar dit gebeurt vrijwel niet. Eén gram eiwit levert 4 kcal. De meeste eiwitrijke etenswaren bevatten ook vet. Als je hier te veel van eet zal het vet opgeslagen worden als energiereserve.

> De meeste voedingsmiddelen bevatten een combinatie van bovenstaande voedingsstoffen. Zo bestaat een appel uit 1 gram eiwit, 16 gram koolhydraten en 0 gram vet. Een glas halfvolle melk bestaat uit 8 gram eiwit, 11 gram koolhydraten en 3 gram vet.

Alcohol

Alcohol kan je lijf niet gebruiken als bouw- of regelstof. Het kan niet worden omgezet in vet en opgeslagen als energievoorraad. Het levert wel veel energie, namelijk 7 kcal per gram. Alcohol is een gifstof en zal daarom direct door je lijf worden verbrand en 'opgeruimd'. Daarmee houdt alcohol het verbranden van de andere energieleverende voedingsstoffen tegen. Al het vet uit je eten wordt dan opgeslagen. Dit gebeurt vooral in je buik. Buikvet is minder goed voor je gezondheid dan vet op je heupen.

ZO WERKEN DE VOEDINGSSTOFFEN IN JE VOORDEEL

- Je lijf heeft alle voedingsstoffen (behalve alcohol) nodig om in leven te blijven en ziekten aan te pakken. Het gaat er dus om dat je ze in de *juiste hoeveelheden en verhoudingen* binnenkrijgt. De *Schijf van Vijf* en de 'gemiddelde aanbevolen hoeveelheden voedingsmiddelen per dag' geven hier antwoord op. Dit is de vertaling van de benodigde voedingsstoffen, in grammen en energiepercentages, naar voedingsmiddelen in gebruikshoeveelheden. Zie hiervoor www.voedingscentrum.nl.
- Gebruik weinig of geen alcoholische dranken. Lees meer hierover bij 4.4 'Alcoholische dranken'.
- Gebruik weinig voedingsmiddelen die vrijwel alleen bestaan uit koolhydraten, zoals suiker of snoep en, in vloeibare vorm, gewone frisdrank en sportdrank.
- Gebruik veel vezels in je voeding, bijvoorbeeld vanwege het volle gevoel. Meer hierover lees je bij 3.12 'Vezels'.
- Je lijf heeft vetten nodig, maar niet te veel. Beperk de totale hoeveelheid vet. En gebruik naar verhouding weinig verzadigd en meer onverzadigd vet. Meer hierover lees je bij 'Je gezondheid beoordelen'. Alle voedingstips in dit boek zijn gebaseerd op het goede gebruik van vetten.
- Voor je gewicht maakt het uiteindelijk geen verschil door welke voedingsstoffen de energie geleverd werd. Te veel is te veel en je vetvoorraad groeit.

Ten slotte

Heb je nog vragen over deze informatie? Wil je bijvoorbeeld weten hoeveel vet, onverzadigd en verzadigd, je elke dag nodig hebt? Dan kan een diëtist je helpen.

2.8   Je energiereserve

Als je weet hoe je vetweefsel werkt, snap je beter waarom je te zwaar bent geworden. Je begrijpt dan ook waarom je vetweefsel niet kunt missen! En je zult zien dat steeds opnieuw en te streng lijnen, jojoën, echt niet werkt. De kennis helpt je mee af te vallen en op gewicht te blijven, omdat je leert waarom het zo belangrijk is dat je langzaam afvalt.

DE KRACHT EN DE VALKUIL VAN JE VETRESERVE

Vet is je spaarrekening
Vetten en koolhydraten zijn je belangrijkste energiebronnen. De energievoorraad die je lichaam bij zich draagt, kun je zien als geld dat je op rekeningen bij de bank hebt staan. Je koolhydraatvoorraad is snel ter beschikking, zoals je geld op de op- en afrekening. Je vetreserve is je spaarrekening. Hier kan je niet zo makkelijk bij. Belangrijk is dat je lijf er voldoende van gespaard heeft, voor de momenten dat je het nodig hebt, in tijden van hongersnood. In de oertijd was dit een voortdurend gevaar. Je lichaam is zeer goed uitgerust om een energievoorraad aan te leggen en om het zo lang mogelijk te behouden. Dit is een overlevingsmechanisme van je lichaam. Als je meer eet en drinkt dan je nodig hebt (dus verbrandt), slaat je lijf die energie graag op in het vetweefsel, je renterekening. Dit vetweefsel bestaat uit miljarden vetcellen die allemaal een hoeveelheid vet opslaan. Zo hoort het te zijn.
Zweeds onderzoek uit 2008 toont aan dat de hoeveelheid vetcellen die je hebt in de puberteit worden bepaald. Hoeveel je ook aankomt of afvalt, na de puberteit neemt het aantal vetcellen niet meer toe, maar dus ook niet meer af.

Als je spaarrekening te vol is
Je vetvoorraad vind je onder de huid en in je buik. Mannen hebben meestal meer buikvet (appelvorm) en vrouwen meer vet op de heupen (peervorm). Veel reservevet in je buik geeft een hoger risico op allerlei gezondheidsproblemen zoals hoge bloeddruk, hoog cholesterol, lagere gevoeligheid voor insuline (en daardoor grotere kans op diabetes type 2). Ga je afvallen, dan zal buikvet eerder verdwijnen dan vet op je heupen. Buikvet levert zijn energie aan de organen in de buurt.

Als je snel (te) veel geld wil opnemen
Als je streng lijnt, zal je lichaam zichzelf gaan beschermen. Je gebruikt als eerste je kleine koolhydraatvoorraad (je op-en-afrekening) als energie, om je lichaam te laten werken. Aan de koolhydraatopslag in je lijf zit water vast, waardoor je eerst veel gewicht lijkt te verliezen. Vetweefsel, datgene wat je eigenlijk kwijt wilt, verlies je nu nog bijna niet. Omdat je lijf zo snel mogelijk deze koolhydraatvoorraad weer aanvult, compleet met aanhangend water, zakt je gewicht na die eerste dagen ineens veel minder snel.

Je lijf probeert te overleven

Doordat je te weinig eet, zal je honger krijgen. Je maag rammelt om ervoor te zorgen dat je zal gaan eten. Als je niet naar deze seintjes luistert, gaat je lichaam het zuinig aan doen. Er is sprake van hongersnood! Je lijf zorgt ervoor dat je stofwisseling vertraagt en zo veel mogelijk energie bespaart. Je gewicht zakt minder snel en blijft steken. Naast het verbranden van je vetreserve (je spaarrekening) gebruik je nu wat spierweefsel (eiwitten) als energie om je vetreserve zo veel mogelijk te ontzien. Want wie weet hoe lang je nog zo weinig te eten krijgt! Na een tijdje zul je je moe gaan voelen, zodat je het vanzelf rustig aan doet en daarmee weer energie spaart. Je moet steeds aan eten denken en je hebt grote moeite om eten te weerstaan, als je eten ruikt of ziet. Je hersenen proberen ook hiermee ervoor te zorgen dat je gaat eten. Je was best gemotiveerd, maar je moet nu zoveel moeite doen om met je wilskracht te vechten tegen de gedachten aan eten, de geur van eten en het zien van eten. Als het dan ook nog geen resultaat heeft, vind je het wel héél moeilijk vol te houden. Je *denkt* dat je motivatie zakt doordat je te weinig resultaat boekt vergeleken met alle moeite die je ervoor doet. En je *denkt* dat dat de reden is dat je het opgeeft, waardoor je jezelf een slappeling vindt. In werkelijkheid is het de *onbewuste* werking van je lichaam, dat alles op alles zet om je weer aan het eten te krijgen, zodat je lijf zal overleven! Hier kan je nooit tegenop met je bewuste gedachten en wilskracht.

Je vetcellen blijven vragen

Als je vet verliest, betekent dat de vetcellen zich legen. Ze blijven echter wel bestaan. Vervolgens roepen de vetcellen om weer gevuld te worden met vet. Hoe meer cellen, hoe meer er roepen. Hoe leger ze zijn, hoe harder ze roepen. Als je dus weer meer energie binnenkrijgt dan je nodig hebt, zullen de cellen zich direct weer vullen.

ZO GA JE ER GOED MEE OM

- Elke keer als je te streng lijnt, zal je lijf zich hiertegen beschermen door heel zuinig te verbranden. Je lichaam zet alles op alles om jou ertoe te zetten weer meer te eten. Zo kom je na zo'n lijnpoging, meestal extra kilo's aan. Dit noem je het jojo-effect. Alleen door langzaam te lijnen en meer te bewegen omzeil je deze reactie van je lijf. Zo houd je het lijnen goed vol en houd je je lagere gewicht beter vast. Je vindt alle informatie die je hiervoor nodig hebt in dit boek.
- Heb jij wel eens het idee dat je na een avondje uit een paar kilo bent aangekomen? Trap niet in de valkuil dat dit allemaal kilo's vet zijn.

Om 1 kilo vetweefsel erbij te krijgen moet je 7000 kcal extra eten en/of drinken. Verderop in dit boek kun je lezen hoe onwaarschijnlijk dit is (zie 5.1 'Eerste hulp bij een etentje' en 5.2 'Eerste hulp bij feestjes').
- Aan de andere kant geldt het volgende helaas ook: als je elke dag 1 klontje suiker (van maar 20 kcal) meer eet dan dat je lijf nodig heeft ben je na 1 jaar 1 kilo zwaarder.

Nog vragen?
Heb je nog vragen over hoe je vetreserve werkt? Wil je zeker weten of je op de juiste manier lijnt en het jojo-effect vermijdt? Vraag het een diëtist.

2.9 Wanneer heb je honger, wanneer niet?

Je hersenen verwerken voortdurend signalen uit je hele lichaam. Die signalen geven aan of er op elke plek in je lijf voldoende brand-, bouw- en regelstoffen aanwezig zijn, of niet. Daarnaast spelen je zintuigen een belangrijke rol bij honger en verzadiging. De soorten voedingsmiddelen of andere stoffen die je neemt, hebben ook effect op het gevoel hoe snel je vol zit en hoe lang je een vol gevoel houdt. En als laatste hebben jouw ideeën, emoties en gewoonten hun invloed op je eetlust en je eetgedrag. Als je weet hoe dit allemaal werkt, snap je beter waarom je problemen met je gewicht hebt gekregen. Zo kan je ervoor zorgen dat je afvalt en op gewicht blijft.

Bepaal of dit onderdeel iets voor jou is, of niet. Of misschien later een keer. Je kunt direct doorgaan naar een ander onderdeel. Of je kunt eerst doorlezen en daarna bepalen of je er nu iets mee wilt doen. Jij bepaalt het en dat is altijd een goede keuze.

DE KRACHT EN DE VALKUIL VAN TREK EN HONGER

Je zintuigen
Als je lichaam eten nodig heeft, geven je hersenen de zintuigen opdracht hier wat aan te doen. Met je ogen en je neus zoek je naar eten. Je kijkt en ruikt of het eten vers en niet bedorven is. Als het eten er smaakvol uitziet en het ruikt goed, dan krijg je er echt zin in! Je lijf gaat zich voorbereiden op de komst ervan. Er gaan seintjes van je ogen en je neus naar je hersenen. Je hersenen sturen weer signalen

naar je mond. Je mond maakt meer speeksel aan en bereidt zich zo voor op de komst van het eten: het 'water loopt je in de mond'. Ook je maag krijgt bericht van je hersenen, zodat die maagsap gaat maken en zich gaat samenknijpen: je krijgt echt trek of voelt je hongerig. Andersom krijgen je zintuigen ook allerlei informatie uit de omgeving, die ze doorgeven aan je hersenen en invloed hebben op je eetgedrag. Want ook al heeft je lijf op dat moment geen eten nodig, je krijgt er wel trek in:

- Zie je chocolaatjes in een schaaltje op tafel staan, krijg je er trek in.
- Hoe groter je bord, hoe meer je opschept.
- Hoe groter de verpakking, hoe meer je ervan neemt.
- Eet je in een gezellig, lekker naar eten ruikende omgeving, dan neem je meer.
- Als je samen met andere mensen eet, eet je meer.
- Veel smaakvariatie tijdens de maaltijd zorgt ervoor dat je je minder snel verzadigd voelt dan bij weinig verschillende smaken.
- Hoe mooier je een naam van een gerecht of product vindt, hoe lekkerder het lijkt.
- Als restjes regelmatig tijdens jouw maaltijd worden weggehaald, eet je meer.
- Als jouw soepkom ongemerkt wordt bijgevuld, eet je meer.
- Je stopt met eten als jouw portie (verpakking) op is.

Daarbij word je voortdurend geconfronteerd met reclame. Je ziet prachtige, smakelijke beelden van eten en drinken in de supermarkt, tijdschriften en op tv. Ook dan loopt je het water in je mond en zal je maag zich alvast voorbereiden. Zo krijg je meer trek, koop en eet je meer.

Je maag-darmkanaal en je bloed

Gedurende de hele reis van het voedsel door je lijf tot in je lichaamscellen worden de hersenen op de hoogte gehouden van elke stap. Hier zorgen zenuwen en hormonen voor.

Als je eet vult de maag zich en rekt uit. Die uitrekking geeft bericht aan je hersenen, via zenuwen en hormonen, om ervoor te zorgen dat je stopt met eten: je zit vol. Is je maag weer leeg, dan krijg je weer honger.

Als je eten langzaamaan vanuit je maag in de darmen komt, zorgt de uitrekking er weer voor dat je hersenen (via zenuwen en hormonen) op de hoogte zijn. Zo ook als de voedingsstoffen uit je darmen in je bloed komen. Worden de voedingsstoffen uit je bloed opgenomen in de cellen, dan is het weer tijd voor hongersignalen.

Bepaalde medicijnen hebben als bijwerking invloed op deze lichamelijke signalen. Sommigen versterken de eetlust en anderen verminderen deze.
Sommige drugs onderdrukken je hongergevoelens en anderen geven juist vreetkicks.

Het eten zelf
De *portiegrootte* die je in één keer eet of drinkt heeft ook invloed op het gevoel of je maag snel vol zit. Hoe voller je glas drinken of bord, hoe sneller je voelt of je er genoeg van hebt gehad.
Of je eten *vast of vloeibaar* is heeft ook veel effect op het gevoel dat je vol zit en hoe lang. Hoe vaster je eten is, hoe langer het duurt voordat je maag weer leeg is, dus hoe langer je een vol gevoel houdt. Handig als je aan je gewicht werkt.

De voedingsstoffen
De soorten voedingsstoffen die energie leveren, hebben ook invloed op het gevoel *hoe snel* en *hoe lang* je maag vol zit. En tevens op hoe lang je een vol gevoel houdt tijdens de hele weg die je voedingsstoffen door je lichaam afleggen.
Eiwitten geven je lichaam van al deze voedingsstoffen het langst een vol gevoel.
Koolhydraten geven, na een snelle glucosepiek in je bloed, ook weer een snelle daling als deze glucose vanuit je bloed door je lichaamscellen wordt opgenomen en verbrand.
Vetten geven *niet snel* een vol gevoel in je maag. Daarom eet je hier makkelijk te veel van. Vet houdt je maag wel weer lang aan het werk voor het door kan naar je dunne darm. Daarom geeft vet *wel lang* een vol gevoel in je maag. Als vet eenmaal in je dunne darm zit, verzadigt vet het minst lang je lichaam (vergeleken bij eiwitten en koolhydraten).
Houd er wel rekening mee dat de meeste producten en maaltijden bestaan uit een combinatie van twee of alle bovenstaande voedingsstoffen.
Alcohol op zich vult je maag helemaal niet. Het wekt, vóór de maaltijd, juist de eetlust op. De grote vloeibaarheid werkt ook al niet mee. Alcoholische dranken vullen uiteindelijk wel wat, omdat ze ook koolhydraten (en soms prik) bevatten.
Vezels zijn voedingsstoffen, die geen energie leveren. Ze zijn in dit verhaal wel heel belangrijk, omdat vezels snel en lang een vol gevoel geven. Vezels komen daarom uitgebreid aan bod in 3.12 'Vezels'.

Je emoties, ideeën en gewoonten

Emoties zijn lichamelijke reacties op iets wat om je heen gebeurt. Je hersenen vangen deze, positieve of negatieve, gebeurtenis op en zet je lijf aan tot actie.

Emoties kan je niet met je bewuste gedachten sturen. Ze overkomen je gewoon. Denk aan verbazing, woede, angst, vreugde, verdriet en afschuw. Plotselinge angst zorgt ervoor dat je zal vechten of vluchten. Je zult dan geen trek in eten hebben, want dat is geen handige reactie in deze situatie. Als je lang veel stress hebt, krijg je juist meer trek en eet je meer. Lees meer hierover bij 1.9 'Het effect van stress'.

Jouw ideeën over eten bepalen ook hoeveel trek je in iets krijgt. Hoe lekkerder je verwacht dat het is, hoe meer je ervan neemt. Als je denkt dat iets gezond is, eet je er meer van. Bijvoorbeeld light-chips vergeleken met gewone chips.

Aangeleerde koppelingen tussen situaties en eten (gewoonten) kunnen ervoor zorgen dat je meer eet. Bijvoorbeeld: altijd tv kijken met koekjes erbij. Of: hoe sneller je eet, hoe meer je eet.

ZO HELP JE JE OGEN

In dit boek zijn alle aspecten, die invloed hebben op je honger- en verzadigingsgevoelens, uitgewerkt. Je zult overal tips vinden die je helpen je eetgedrag om te buigen, zodat het in je voordeel werkt. Hier vind je tips hoe je je ogen kunt helpen:

- Als je thuis eet help je jezelf door gebruik te maken van kleinere bordjes in plaats van grote. Gebruik een portglas als wijnglas. Zo lijkt de portie die voor jou voldoende is groter en hebben je ogen eerder genoeg gehad.
- Hoe meer verschillende gerechten op tafel staan, hoe meer je geneigd bent ervan te eten. Als je allemaal lekkere dingen ziet, wil je het ook allemaal proeven. Dus hoe saaier je maaltijd eruitziet, hoe eerder je ogen tevreden zijn.
- Staat er erg lekker eten of een toetje op tafel, schep dan eerst de helft op van wat je denkt op te kunnen. Is je bord leeg? Voel dan goed na of je nog echt honger hebt. Misschien heb je aan de helft dus ook wel genoeg.
- Nog even natafelen? Berg dan eerst even de restjes van de maaltijd op.
- Zet geen snoep of andere dingen die je lekker vindt zichtbaar in de woonkamer of keuken. Laat geen zakje snoep in de auto liggen. Elke keer als je het ziet, gaat er een seintje naar je hersenen dat zegt: 'Lekker!' Je maakt het jezelf en andere huisgenoten zo erg

moeilijk. Heel vaak zal je jezelf inhouden. Maar als je dan uiteindelijk toch zwicht, vind je jezelf ook nog eens, onterecht, een zwakkeling!
- Berg alle etenswaren zo veel mogelijk op één vaste plaats (in de keuken) op. Zo word je er niet voortdurend mee geconfronteerd.

2.10 Je gewicht schommelt omlaag

Je lijf verliest moeilijk en schoksgewijs gewicht. Mannen vallen beter af dan vrouwen. Als je weet wat je kunt verwachten, helpt dat mee om het lijnen vol te blijven houden.

Misschien vind je het niet zo interessant om te weten, of wil je er nu geen aandacht aan besteden. Dan is het voor jou gewoon niet de tijd om je erin te verdiepen.
Misschien ben je zo vaak aan de lijn geweest, dat je erg teleurgesteld bent en niet veel vertrouwen meer hebt in jezelf. Dan daag ik je uit om door te lezen, zodat je erachter komt dat je lichaam juist heel logisch reageert. En die kennis kan je alleen maar sterker maken.

DE VALKUIL VAN JE GEWICHTSVERLOOP

Je lichaamssamenstelling
Je lichaam bestaat uit botmassa, vetweefsel, spieren, organen en vocht. Als je op een gewone weegschaal staat bepaalt dat samen je lichaamsgewicht.
Het gewicht van je organen en je botmassa kun je niet veranderen. Je spierweefsel is belangrijk weefsel om te behouden en te vergroten door te sporten. Spierweefsel is trouwens zwaarder dan vetweefsel. Maar, hoe meer spieren, hoe meer energie je ook weer verbrandt, dus hoe beter je vetweefsel kwijtraakt en je gewicht op peil blijft. Omdat mannen meer spierweefsel hebben dan vrouwen, vallen zij altijd sneller af. Laat je als vrouw niet ontmoedigen door dit biologische verschil, als je samen met je man gaat lijnen.

Het water in je lijf
Het vocht in je lichaam schommelt sterk op de dag. 's Nachts zweet je veel vocht uit, waardoor je 's ochtends altijd lichter bent dan de avond

ervoor. Soms houdt je lichaam extra vocht vast. Bijvoorbeeld bij vrouwen, vlak voor de ongesteldheid. Dit kan wel 1 à 2 kilo zijn. Tijdens de menstruatieperiode raken ze dit vocht gelukkig ook weer kwijt.
Je raakt extra vocht kwijt met plassen als je een avondje bent doorgezakt. Alcoholische dranken hebben dit effect, kort nadat je dit gebruikt. Uiteindelijk kom je natuurlijk aan van alcohol, omdat het veel energie levert.

Veel op de weegschaal?

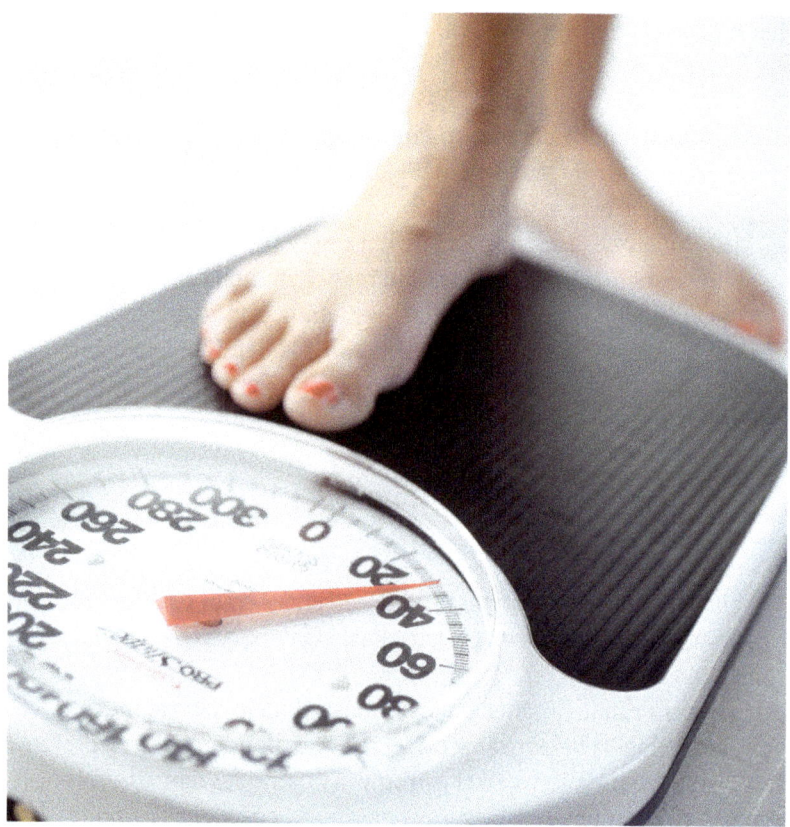

Dagelijks wegen geeft altijd een vertekend beeld van je gewichtsverloop. Het vocht in je lichaam schommelt daarvoor te veel en is te bepalend voor je totale gewicht. Je vetweefsel neemt veel minder snel af. Gedurende de dag zelf schommelt je gewicht ook nog eens omdat je eet, drinkt en je naar de wc gaat. Weeg jezelf maar eens een paar keer verdeeld over de dag. Dat kan zo 1 à 2 kilo schelen.
Ook de manier van wegen en meten kan nog een valkuil zijn. Als je

gebruikmaakt van verschillende weegschalen (bijvoorbeeld thuis en bij de diëtist). Of je vindt het moeilijk om bij jezelf steeds op de juiste manier je middelomtrek te bepalen. Of je weegt en meet op verschillende momenten.

Een grillige grafiek
Bedenk dat vet verliezen niet mooi in een steile lijn omlaag gaat. Het gaat altijd schoksgewijs. In het begin zal de weegschaal wat sneller gewichtsverlies laten zien. Dat komt omdat je in het begin wat extra vocht kwijtraakt. Dit komt later echter weer terug. Als je ook gaat sporten, zal je spierweefsel opbouwen. Je gewicht op de weegschaal zal dan minder snel zakken, een tijdje stabiel blijven of zelfs tijdelijk stijgen! Schrik niet, want zoals gezegd is spierweefsel zwaarder dan vetweefsel. En hier komt het meten van je taille goed van pas; je buikomvang zal zeker afnemen, terwijl je bovenbenen en je bovenarmen steviger worden. Je lijf krijgt zo een mooiere vorm. Dit merk je ook aan het feit dat je broeken minder strak zullen zitten.

Zit het tegen?
Je lijf zal zich tegen het lijnen gaan verzetten door heel zuinig te verbranden. Hier kun je meer over lezen elders in dit boek. Ook in situaties met stress zal je lichaam willen behouden wat het heeft. Hoe dat werkt staat ook verderop beschreven. Je ziet dan weinig gebeuren op de weegschaal en dit kan heel lang duren. Dit is vaak de moeilijkste tijd: als je wel erg je best doet, maar je ziet geen resultaat op de weegschaal. Op zo'n moment ben je gauw geneigd het op te geven, omdat je denkt dat het toch geen zin heeft. Niets is minder waar! Je zal zien dat na een tijdje je gewicht weer verder zal zakken.

Stoppen met roken
Ook stoppen met roken heeft effect op je gewicht. Omdat je tijdens het roken meer energie gebruikt in rust, zakt het weer naar normaal niveau als je stopt. Je verbrandt dan relatief minder energie en houdt dus wat extra vet vast. Ook kan het zijn dat je op zoek gaat naar een vervanger voor de sigaret in de vorm van eten.

Kortom, er zijn zoveel factoren die je gewichtsverloop bepalen, dat je hier al snel door ontmoedigd kunt raken. Als je maar weet dat dit normaal is, dan helpt het je mee het lijnen vol te houden.

ZO DOE JE HET

- Weeg jezelf niet vaker dan één keer per week. Vaker dan dat geeft geen reëel beeld van je gewichtsverloop. Het maakt je alleen maar onnodig onzeker.
- Omdat ieders gewicht dagelijks schommelt, is het niet reëel om één enkel getal als streefgewicht te nemen. Beter is het te streven naar een bereik rond je streefgewicht. Bijvoorbeeld: je streefgewicht is 75 kg. Wees dan tevreden als je doorgaans tussen de 73 en 77 kg weegt.

Nog moeite?

Vind je het nog steeds moeilijk te accepteren dat je gewicht zo langzaam en grillig zakt? Sta je nog steeds te vaak op de weegschaal? Schakel dan je krachtteam in (zie 1.2 'Helpers inschakelen'). Een diëtist kan je hierbij helpen.

3 Anders eten

3.1 Eten op vaste tijden

Heel veel mensen, die met hun gewicht kampen, herkennen hun eigen maaghonger niet meer. Regelmatig eten, op vaste tijden, leert je luisteren naar je maaghonger. En dat helpt je mee om af te vallen en je gewicht vast te houden.

Herken je deze uitspraken?
'Ik heb 's ochtends nooit honger, dus ontbijt ik niet.'
'Als ik moet ontbijten, word ik misselijk.'
'Ons hele gezin ontbijt niet, wij hebben er geen tijd voor.'
'Ik kan dooreten tot ik heel vol zit, alsof ik plof. Dat voelt niet prettig. Ik voel me er eigenlijk ongelukkig bij.'
'Ik kan makkelijk de hele dag niet eten. Ik voel me dan sterk. Maar tegen de avond krijg ik dan wel erg veel honger en eet dan eigenlijk te veel.'
'Ik weet dat ik slecht kauw en te snel eet, daarom eet ik eigenlijk meer dan goed voor me is.'
'Overdag houd ik me in en eet heel weinig. Maar 's nachts kan ik niet slapen van de honger. Dan moet ik eruit en plunder de koelkast.'

Je denkt nu misschien: ik eet inderdaad onregelmatig, maar dat vind ik wel goed zo.
Bijvoorbeeld als je altijd op wisselende tijden eet of als je weinig

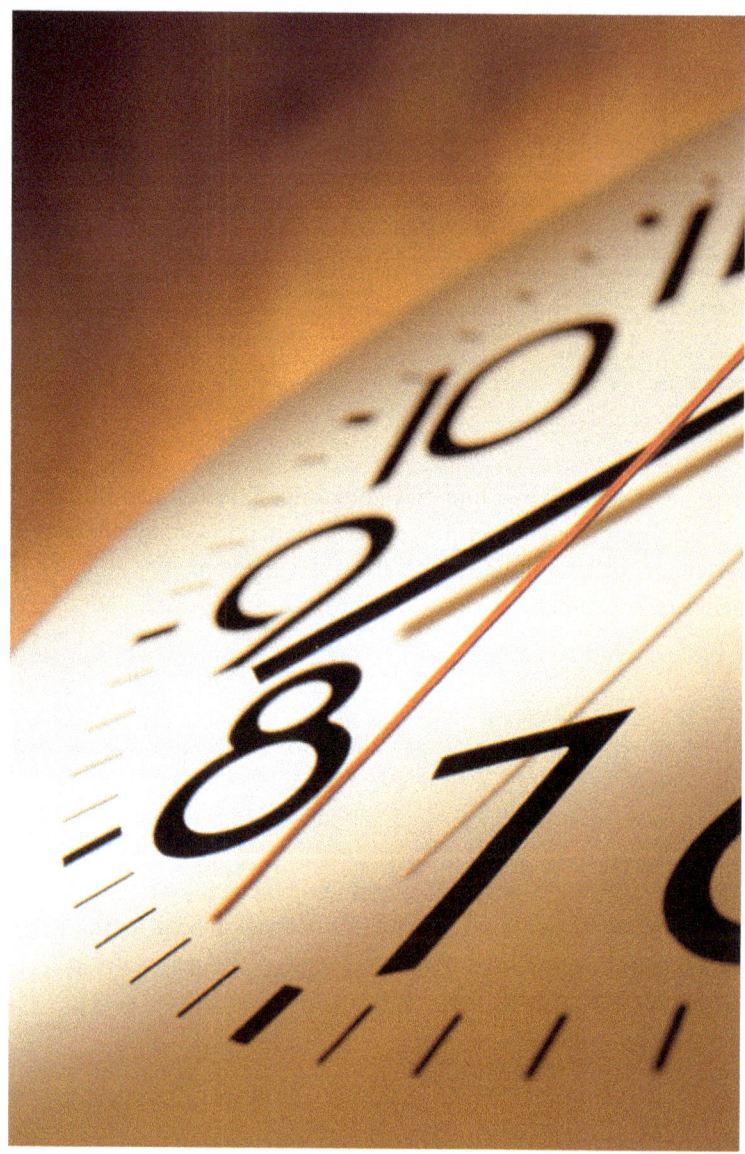

maaltijden op een dag gebruikt of als je heel snel eet en heel veel tegelijk kunt eten. Heb je het gevoel dat je er geen last van hebt, dan zie je ook geen reden om dit te veranderen.
Als je (streng) lijnt en misschien ook wel eetbuien hebt, kan het zijn dat je honger een heel fijn gevoel vindt, prettiger dan een vol gevoel. Je voelt je juist sterk en hebt het idee dat het goed met je gaat. Dat je alles onder controle hebt. Misschien stelt het je ge-

rust, omdat je dan in elk geval niet te veel hebt gegeten. Of heb je zo het idee dat er vet wordt afgebroken? Mocht je toch benieuwd worden naar de voordelen van regelmatig eten voor je gewicht, lees dan door. Bepaal zelf of deze opdracht bij jou past.

DE KRACHT VAN MAAGHONGER

Het verzamelstation van je eten

Je maag is een kromme gespierde zak, met een ingang aan de bovenkant en een uitgang aan de onderkant. Door de spieren in de maagwand kan je maag sterk uitrekken en samentrekken. Denk aan het opblazen en leeg laten lopen van een ballon.
Alles wat je eet en drinkt gaat via je mond en je slokdarm door de ingang van je maag. De uitgang, die aan de onderkant van je maag zit, is verbonden met de dunne darm. Die uitgang is dichtgeknepen met een spiertje, op het moment dat er nieuw voedsel de maag in komt. Elke hap eten die je doorslikt wordt opgevangen in je maag, die steeds verder volraakt en uitrekt.

Een zuur goedje

De binnenkant van je maag maakt maagsap. Het maagsap bevat enzymen, hormonen en een zeer sterk zuur. Als je maag erg uitgerekt is, geven hormonen een seintje aan je hersenen dat je 'vol' zit. Dan stop je vanzelf met eten. De spieren in je maagwand knijpen het voedsel samen. Zo vermengt het maagsap goed met het voedsel. Door de enzymen wordt het voedsel deels afgebroken tot kleinere deeltjes (verteerd).
Het zuur zorgt ervoor dat schadelijke bacteriën uit het voedsel worden gedood. Je eten verandert nu in een dikke vloeibare zure brij. Als het werk van de maag gedaan is, gaat de uitgang steeds even open. Zo kan die brij, beetje bij beetje, doorstromen naar het eerste deel van je dunne darm.

> Na het eten van een maaltijd duurt het wel 3 uur of langer voordat je maag klaar is met zijn werk en weer helemaal leeg is. Hoe vloeibaarder je voedsel hoe eerder je maag weer leeg is. Een glas drinken zal meteen door je maag heenreizen naar je dunne darm, terwijl een hele vette maaltijd er wel 7 uur over kan doen.

Maaghongergevoel

Als je maag helemaal leeg is, gaan er ook hormonen naar je hersenen. Dat zal een hongergevoel geven, om ervoor te zorgen dat jij weer wilt eten.

Je zult aan eten gaan denken en ernaar op zoek gaan. Je wilt bijvoorbeeld stamppot boerenkool klaarmaken. Alleen al bij het denken aan stamppot boerenkool gaat je lege maag zich voorbereiden op de komst ervan. Via je hersenen krijgt je maag opdracht om alvast te gaan bewegen en maagsap te maken. Dit hongergevoel ervaar je als het knorren van je maag en/of een wee gevoel, paniek, rusteloosheid of kribbigheid. Deze gevoelens worden nog sterker als je het eten ook ziet en ruikt.

Belangrijk is dat je deze gevoelens hebt en dat je herkent wat het is. Als je maag na een maaltijd weer vol is, krijgen je hersenen ook weer een seintje en voel je je vol. Dit hoort een prettig gevoel te zijn. Je stopt dan, als het goed is, vanzelf met eten. Dit werkt niet goed als je te snel eet en te kort kauwt; de maag raakt dan te snel vol en je hersenen krijgen te laat een 'vol' seintje, waardoor je te veel eet.

Maaghonger is een belangrijk signaal van je lichaam waar je goed naar moet luisteren. Het geeft aan dat je lijf weer brand-, bouw- en regelstoffen nodig heeft. Zonder olie en benzine kan de auto niet rijden. Als je maag ongeveer drie uur nodig heeft om zich te legen, zul je ongeveer om de drie uur weer honger moeten voelen. Dit zijn dan zes tot zeven maaltijden per dag, drie grote en drie tot vier kleinere, regelmatig verdeeld over de dag.

's Nachts eet je niet. Geen wonder dat je 's ochtends weer veel eten nodig hebt. Na het opstaan komt je maag in actie en je krijgt honger.

Nooit maaghonger?

Door je maaghonger steeds te negeren onderdruk je belangrijke lichamelijke en geestelijke processen. Je verliest dan ook het vermogen onderscheid te maken tussen echte hongergevoelens (maaghonger) en nare gevoelens ten gevolge van andere oorzaken (hoofdhonger). Ben jij ook je maaghonger verloren? Dan is dé opdracht voor jou het terugvinden ervan. Dit is een voorwaarde om blijvend je gewicht eraf te krijgen.

ZO VIND JE JE MAAGHONGER TERUG

- Eet regelmatig over de dag; drie hoofdmaaltijden en drie à vier kleinere tussenmaaltijden. Neem hier vaste tijden voor. Probeer niet meer dan een half uur van deze tijden af te wijken.
- Zorg dat je ontbijt. Lees meer hierover bij 3.6 'Ontbijt je fit!'.

- Sta stil bij de lichamelijke gevoelens rond het eten; wat ervaar je? Komen je hongerseintjes al terug? Begin je weer te voelen dat je vol zit? Mooi!
- Eet rustig en kauw goed.
- Werk je onregelmatig? Probeer dan toch vast te houden aan drie hoofdmaaltijden en drie tussendoortjes. Eet 's avonds gewoon warm. Neem 's nachts wat lichte kleine maaltijden/tussendoortjes.

Ten slotte
Kom je er met bovenstaande tips nog niet helemaal uit? Ga dan naar een diëtist. Zij kijkt met jou naar oplossingen voor jouw specifieke situatie.

3.2   Eten met aandacht

Eten met aandacht betekent dat je de tijd neemt voor een maaltijd. Dat je rustig eet en goed kauwt. Dat je tijdens de maaltijd alleen bezig bent met eten… en eventueel een gezellig gesprek natuurlijk. Dit helpt je bij het afvallen en om op gewicht te blijven.

> Misschien herken je het wel van jezelf. Omdat je een snelle eter bent. Of omdat je eet terwijl je tv kijkt of de krant leest. Eet je gehaast om op tijd op je volgende afspraak te komen? Of eet je altijd staand of achter je bureau of achter het stuur? Je doet dit misschien omdat je alleen bent of laat opstaat. Of omdat je er gewoon niet bij stil staat dat je snel eet. Je vindt het eten van een maaltijd misschien niet zo leuk.
>
> Eten met aandacht kan je dan veel voordeel opleveren als je wilt afvallen of op gewicht blijven. Maar het kan ook zijn dat je je niet aangetrokken voelt tot dit onderdeel. Pak het dan een andere keer op.

DE KRACHT VAN ETEN MET AANDACHT
Rustig eten en goed kauwen helpt als je wilt afvallen. Het helpt je op tijd te stoppen met eten als je vol zit. Dat werkt zo.
Tijdens het eten van een maaltijd rekt je maag langzaam op. Die uitrekking zorgt voor een seintje naar je hersenen dat je 'vol' zit. Je stopt dan, als het goed is, vanzelf met eten. Als je snel en veel eet, rekt je maag snel en veel uit. Voordat je hersenen het sein 'vol' krijgen, heb

je waarschijnlijk al zoveel gegeten dat je inmiddels 'overvol' bent. Want zolang je hersenen het seintje niet hebben gegeven, denk je dat je nog meer op kunt.

Te snel en te veel eten is vaak een gewoonte. Of het komt omdat je te lang niet gegeten hebt en je dus erg honger hebt gekregen.

Als je tijdens het eten tv kijkt, de krant leest of op een andere manier afgeleid bent, dan kun je moeilijker luisteren naar je maag. Als je langzamer eet en leert aanvoelen wanneer je maag vol is, dan weet je wel op tijd wanneer je moet stoppen met eten. Na een tijd merk je dat je vanzelf minder eet, omdat je sneller een vol gevoel hebt.

Rustig eten zorgt er ook voor dat je je eten goed proeft. Hierdoor kan je er meer van genieten.

ETEN MET AANDACHT DOE JE ZO

- Zorg ervoor dat je regelmatig op de dag iets eet, waardoor je niet met een extreem hongergevoel aan de maaltijd begint. Onder die omstandigheid kan niemand rustig eten.
- Neem de tijd voor het eten. Sta bijvoorbeeld op tijd op voor je ontbijt.
- Gebruik de maaltijd aan de eettafel en houd je aandacht bij het eten. Laat je niet afleiden door de tv of het lezen van de krant. Zo geef je kinderen trouwens ook het goede voorbeeld.
- Onderzoek eerst eens hoelang je over het eten doet. Vergelijk jezelf eens met de rest van je tafelgenoten. Ben je altijd als eerste klaar?
- Probeer een maaltijd vijftien tot twintig minuten te laten duren. Je kunt een wekkertje gebruiken om jezelf dit aan te leren. Zet daarna je wekkertje steeds twee minuten verder tot je uiteindelijk op zo'n twintig minuten uitkomt.
- Gebruik altijd je bestek, dit helpt je om langzamer te eten en kleinere hapjes te nemen.
- Eet hap voor hap. Leer jezelf om tien keer op één hap te kauwen. Neem pas een volgende hap als je de vorige doorgeslikt hebt. Leg regelmatig je bestek even neer. Beter nog: ruil je bestek eens in voor eetstokjes. Proef wat je eet en geniet van wat je zelf of een ander voor je heeft klaargemaakt.
- Staat er erg lekker eten of een toetje op tafel, schep dan eerst de helft op van wat je denkt op te kunnen. Is je bord leeg? Voel dan goed na of je nog echt honger hebt. Misschien heb je aan de helft dus ook wel genoeg.

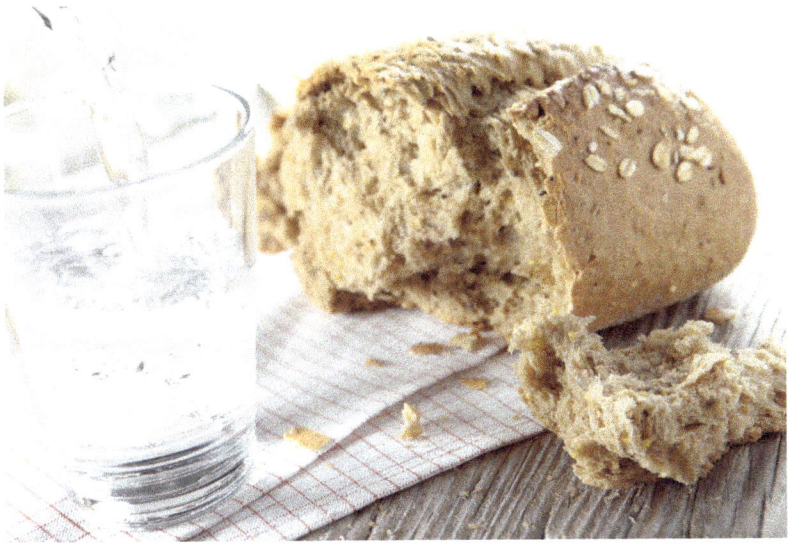

Ten slotte

Als je normaal weinig tijd neemt voor het eten, dan zal eten met aandacht behoorlijk wennen zijn. Het kan misschien nodig zijn dit onderdeel vaker te doen. Wees daar realistisch in en gun jezelf die tijd.

3.3 Begin je dag met een glas water

Elke dag een glas water vlak na het opstaan helpt mee om af te vallen en op gewicht te blijven. Als je nooit ontbijt, kan het extra helpen.

> De meeste mensen drinken geen water 's ochtends na het opstaan. Het is ook niet noodzakelijk. Als je toch nieuwsgierig bent hoe zo'n glas water je kan helpen, lees dan verder. Bepaal daarna zelf of dit onderdeel je ligt en of je het nu wilt aanpakken.

DE KRACHT VAN EEN GLAS WATER NA HET OPSTAAN

Je lichaam bestaat voor het grootste gedeelte uit water. Het heeft allerlei belangrijke taken in je lijf. Hierover vind je bij 3.8 'Drink je gezond' meer informatie.

Het water dat je binnenkrijgt (via dranken en vast voedsel) is in evenwicht met het water dat je lichaam uit gaat (via ademen, zweten, je urine en ontlasting).

Elke dag moet je zeker 1,5 à 2 liter drinken, om het vocht dat je verliest weer aan te vullen. Als je veel beweegt (dus veel zweet), je het warm hebt, of als je last hebt van harde ontlasting heb je nog meer vocht nodig. Dit vocht haal je uit alle dranken die je op een dag gebruikt. Alle thee, koffie, melkproducten, vruchtensap, water en frisdrank telt dus mee.

Toch is het nog best lastig om op een dag echt voldoende vocht binnen te krijgen. Met een glas water na het opstaan heb je in elk geval je eerste portie al binnen.

Als je 's ochtends een glas water drinkt, vlak na het opstaan, zet je je maag en darmen aan het werk. Je maag zal zich samenknijpen waardoor je honger krijgt. Als je nooit ontbijt, leer je zo weer luisteren naar je lichaam. Het is een mooi moment om even stil te staan bij het feit dat je goed voor je lichaam moet zorgen, elke dag.

ZO PAK JE HET AAN

- Concentreer je, zolang als het nodig is, alléén op dit onderdeel.
- Start vanaf morgen met een glas water. Neem het meteen na het opstaan. Drink het rustig op, met aandacht.
- Zorg eventueel in het begin voor een geheugensteuntje, zodat het echt een gewoonte wordt. Zet bijvoorbeeld 's avonds alvast een leeg glas klaar.
- Je zult na een tijdje merken dat je maag ervan gaat knorren. Je hebt honger. Mooi, dan is het tijd voor je ontbijt.
- Pas als je écht gewend bent aan je glas water élke morgen, dan ben je helemaal klaar voor de volgende stap. Neem die tijd!

3.4 Elke dag voldoende fruit

Twee porties fruit per dag leveren belangrijke voedingsstoffen voor je lichaam, zorgen voor een betere stoelgang, beschermen je lichaam, helpen je af te vallen en op gewicht te blijven.

Misschien houd je niet zo van fruit of vind je het veel werk om fruit schoon te maken. Misschien denk je er gewoon niet zo aan. Of denk je dat een vitaminepil de oplossing is? Ben je benieuwd waarom voldoende fruit je helpt om af te vallen? Lees dan door. Beoordeel zelf of dit onderwerp je wat gaat opleveren.

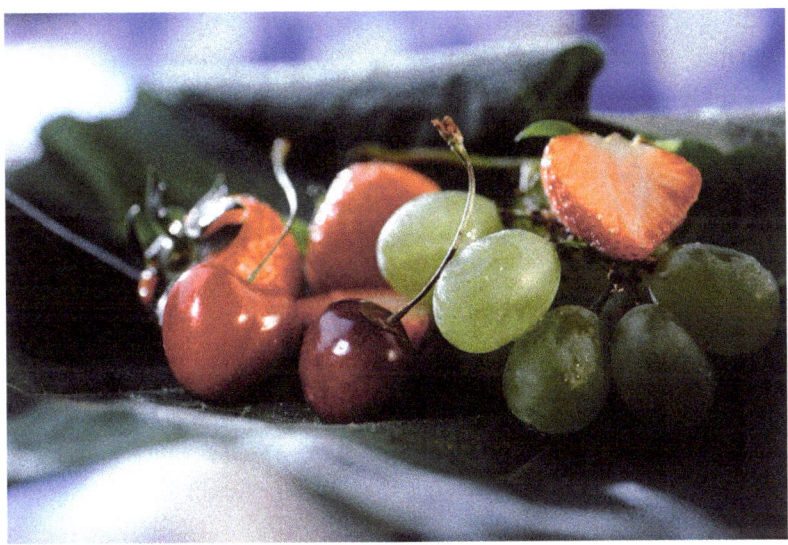

DE KRACHT VAN FRUIT

Fruit bevat veel koolhydraten, verschillende soorten vezels, vitamines en andere bioactieve stoffen. 'Bioactieve stoffen' doen wat in je lichaam. Vitamines bijvoorbeeld zorgen voor een goed verloop van chemische processen in je lichaam. Naast vitamines zijn er nog duizenden van deze stoffen ontdekt.

In fruit zit helemaal geen vet. Vrijwel alle energie uit fruit wordt geleverd door de koolhydraten; daarom is fruit zoet van smaak.

In je dikke darm worden vezels uit het fruit gebruikt door de bacteriën die daar wonen en omgezet in stofjes die de darm beter laten bewegen. Omdat vezels wat water vasthouden zorgen ze ervoor dat je ontlasting zacht blijft. Van vezels uit fruit zakt het cholesterol. Het helpt ook de bloedglucose te laten dalen bij mensen met diabetes mellitus (suikerziekte). Vezels zorgen ook voor een langdurig vol gevoel, wat heel handig is als je wilt afvallen.

Fruit beschermt je lijf ook tegen bepaalde vormen van kanker en hart- en vaatziekten. De bioactieve stoffen zorgen daarvoor. Dit wordt steeds via onderzoek bevestigd. Maar van de meeste bioactieve stoffen weet men nog niet hoe ze dat precies doen in je lijf. En omdat dat nog niet bekend is, kan je het beste zo veel mogelijk verschillende soorten fruit afwisselen. En kan je het beste kiezen voor fruit dat zo min mogelijk is bewerkt. Een hele appel beschermt dus waarschijnlijk beter dan een schaaltje appelmoes.

Of vruchtensap net zo goed beschermt tegen kanker en hart- en vaatziekten is niet duidelijk. Vruchtensap vult, vergeleken met een stuk fruit, maar gedurende korte tijd je maag. Dat is niet handig als je wilt lijnen. Met vruchtensap krijg je gemakkelijk (te) veel energie binnen. Je kunt dus beter kiezen voor het eten van fruit dan het drinken van vruchtensap.

> Een vitaminepil bevat hooguit dertig verschillende vitamines en mineralen en is dus nooit een vervanging voor vers fruit, met al zijn bioactieve stoffen.

Ook zijn er veel groente- en fruitdrankjes op de markt. De vraag is of deze drankjes verse groenten en vers fruit kunnen vervangen. Naast dat in deze kant-en-klare drankjes vaak minder vezel en meer energie zit dan in vers fruit, gaat mogelijk een deel van de bioactieve stoffen verloren bij het maken ervan.

ZO EET JE VOLDOENDE FRUIT

- Elke dag twee stuks fruit is voldoende voor iedereen vanaf negen jaar. Veel meer fruit heeft je lijf ook weer niet nodig. Sterker nog, véél fruit of vruchtensap kan juist weer gewichtsstijging geven. De energie uit de koolhydraten, die niet meteen door je lichaam wordt gebruikt, wordt bewaard als reserve-energie; je vetweefsel.
- Als je moeite hebt om van fruit eten een nieuwe gewoonte te maken, kun je met één stuk fruit per dag beginnen. Kies een vast moment op de dag, dat voor jou het beste uitkomt. Gebruik zonodig een geheugensteuntje, zodat je er goed aan went. Als je goed gewend bent aan één stuk fruit op een dag, ga dan voor nummer twee.
- Kies voor fruit dat je lekker vindt. Probeer ook eens fruit dat je niet kent of maak een fruitsalade.
- Een portie fruit is: een sinaasappel, een appel, een peer, twee mandarijntjes, twee kiwi's, een grapefruit, een schijf meloen, een halve mango, een kleine banaan.
- Afwisselen met fruit is belangrijk, omdat niet elke soort fruit dezelfde gezonde stoffen bevat. Een handig geheugensteuntje daarbij is door in kleur te variëren.
- Je kunt één stuk fruit vervangen door, bij voorkeur, vers vruchtensap. Kies dan voor sinaasappel-, grapefruit- of ananassap, met veel vitamine C. Een stuk fruit eten helpt veel beter mee om gewicht te verliezen en het op peil te houden dan een glas sap. Je maag heeft er veel meer werk aan, dus houd je langer een vol gevoel.

- Heb je op bepaalde vaste momenten op de dag trek? Bijvoorbeeld in de loop van de morgen of juist 's avonds? Dan zijn dát misschien de momenten voor jou om fruit te eten.
- Je kunt fruit eten als ontbijt, naast het ontbijt of op je brood.
- Je kunt fruit meenemen naar je werk of school en het dan in de pauze(s) opeten.
- Geef je je kind een stuk fruit of een fruithap, vergeet jezelf dan niet! Zo geef je meteen het goede voorbeeld.
- Als de kinderen 's middags hongerig uit school komen, is bijpraten met iets te drinken en een stuk fruit ook een mooi ritueel. Kinderen tot negen jaar hebben aan anderhalf stuk fruit per dag genoeg.

Nog hulp nodig?
Mocht je met al deze tips nog moeite hebben om elke dag voldoende fruit binnen te krijgen, overleg dan met een diëtist. Zij bekijkt met jou hoe je toch zo veel mogelijk aan de voedingsstoffen komt die je mist, als je te weinig fruit eet.

3.5 Beleg je brood dun

Als je je boterhammen dun belegt, helpt dat mee om af te vallen en op gewicht te blijven.

DE KRACHT VAN DUN BELEG

Naast dat de soort beleg veel energie kan leveren is natuurlijk ook de hoeveelheid beleg bepalend voor de calorieën die je ermee binnenkrijgt. Als je elke dag 1 klontje suiker (van maar 20 kcal) meer eet dan dat je lijf nodig heeft ben je na 1 jaar 1 kilo zwaarder. Als je gewend bent je brood dik te beleggen, draagt dit belangrijk bij aan je gewicht, ook al eet je misschien maar drie broodjes op een dag. Dat geldt uiteraard voor belegsoorten met veel energie, maar ook voor magere belegsoorten.

Het beleggen van je brood gaat altijd heel automatisch. Het veranderen van deze gewoonte kost dus extra tijd en aandacht. Je zult misschien moeten wennen aan de smaak. Gun jezelf de tijd om hier bewuster mee om te gaan. Alle calorieën die je niet op je brood doet, hoef je ook niet meer kwijt te raken. Heb je geleerd om je brood automatisch dun te beleggen, dan zal deze truc je altijd helpen, ook in tijden waarin je veel moeite hebt met lijnen.

ZO DOE JE HET

- Besmeer je broodje dun met een halvarine(product). Je kunt één keer bepalen hoeveel dat is, met een nauwkeurige keukenweegschaal. Reken 5 gram per snee brood. Bekijk goed hoe groot dit klontje halvarine eruitziet. Nu weet je op het oog hoeveel het moet zijn.
- Bepaal hoeveel beleg je op je broodje nodig hebt. Voor kaas reken je 20 gram, voor vleeswaren en zoet beleg reken je 15 gram per boterham. Ook dit kan je één keer met een weegschaal afwegen om te zien hoeveel dat is. Een truc is om er een dubbele boterham van te maken. Of je kan er extra rauwkost op doen. Omdat dit zo weinig energie levert en wel heel goed je maag vult kan je hier lekker veel van nemen.
- Als je vindt dat je er nu weinig van proeft, dan betekent het dat je er nog aan moet wennen. Geef jezelf daar de tijd voor! Als je consequent je brood dun belegt, zal je het na een tijdje normaal gaan vinden. Misschien merk je zelfs dat je die dikke laag niet meer lekker vindt. Ga pas door naar een volgend onderdeel als je dit goed onder de knie hebt.
- Geef het goede voorbeeld aan je kinderen. Ook zij hebben er baat bij.

3.6 Ontbijt je fit!

Ontbijten helpt de meeste mensen om af te vallen en op gewicht te blijven. Werkt dit ook voor jou?

Als je nooit ontbijt heb je hier veelal ook geen erg in of last van. Als je je voorstelt dat je wel zou moeten ontbijten, zou je misschien misselijk worden of het kost je te veel tijd. Je denkt misschien dat je alleen maar meer calorieën binnenkrijgt en dat je dan niet afvalt. Of je hebt een andere goede reden om dit niet te doen.
Lees in elk geval over de voordelen van ontbijten, en bepaal dan of je de tips zal volgen. Of misschien een andere keer.

DE KRACHT VAN HET ONTBIJT

Maak je darmen wakker
Als je 's ochtends opstaat en actief wordt, heeft je lichaam lange tijd

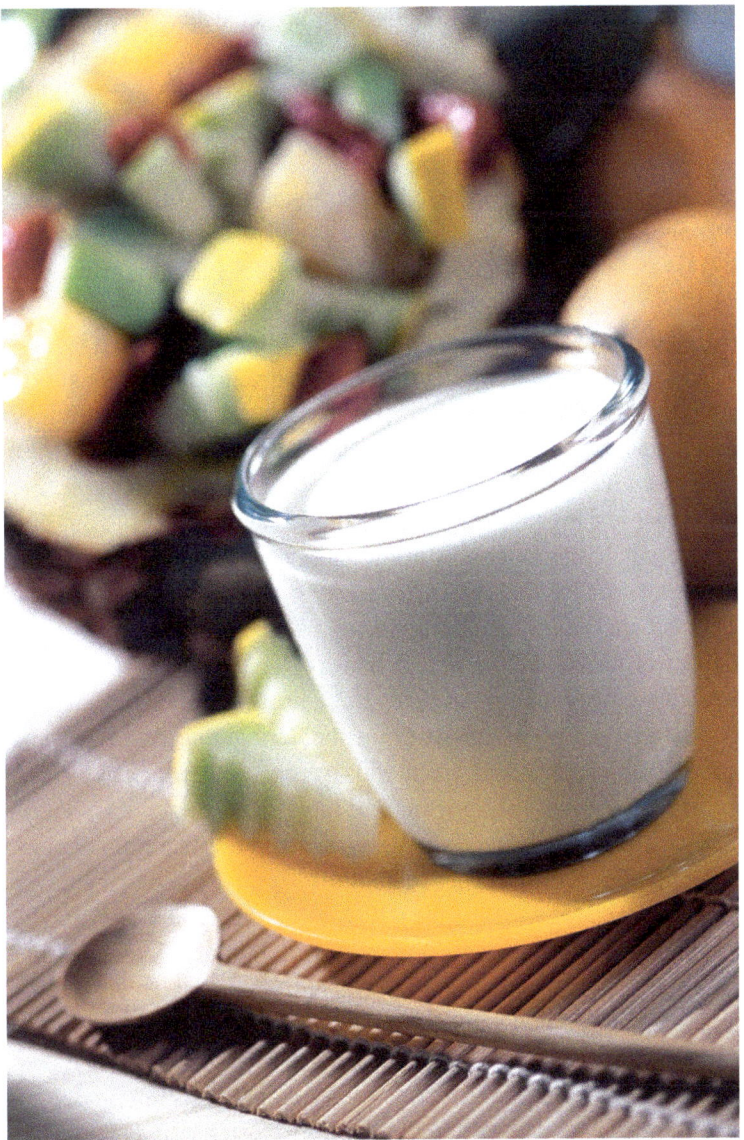

geen eten gehad. Ineens heb je weer veel energie en bouwstoffen, dus voedsel, nodig om je lijf te laten werken. Om je lichaamstemperatuur op peil te houden, te bewegen en om helder te kunnen denken, bijvoorbeeld.

Je maag-darmkanaal wordt weer 'wakker' en zal zich klaarmaken om voedsel te ontvangen. Je darmen gaan alvast vanzelf bewegen en je maag gaat samenknijpen. Dit voelt als 'honger', of als een soort misselijkheid, zodat jij zal gaan eten. Een ontbijt zet je darmen pas goed aan het werk en geeft je de energie en bouwstoffen die je lichaam nodig heeft.

Te vaak op 'snooze'

Als je nooit ontbijt voel je waarschijnlijk ook nooit meer honger op dat moment. Misschien word je zelfs misselijk als je dan iets zou eten. Of sterker nog; het idee alleen al maakt je al misselijk! Dat werkt zo:

Als je niet ontbijt zal je maag reageren door samen te knijpen; je herkent dat gevoel als een hongerig gevoel of je ervaart het als een soort misselijkheid. Als je je misselijk voelt verwar je dat gevoel van honger met het idee dat je juist *niet* kan eten. Als je dit dag na dag negeert, zal je maag eraan wennen en geeft hij ook geen seintjes meer.

Ook al ervaar je dat dan niet zo, voor je lijf is het onnatuurlijk om niet te ontbijten. Je luistert eigenlijk nooit naar de wekker van je lichaam. Je drukt elke keer op 'snooze'. Zo merk je na een tijd niet meer dat je, vlak na het opstaan, vanzelf honger krijgt.

Omdat je wel actief bent, moet je lichaam op een gegeven moment toch echt energie, voeding dus, krijgen. Je maag-darmkanaal zal er later op de dag extra hard om gaan roepen. Honger! Je kunt dus wel op 'snooze' blijven drukken, maar eens gaat je wekker toch af en ratelt keihard in je oren. Je hebt dan inmiddels zo'n honger dat je meer zal eten dan je had gedaan, als je wel op tijd had ontbeten. En dat is echt niet handig, als je juist probeert af te vallen.

Ontbijten is goed om je cholesterol en bloedsuiker in je bloed op peil te houden. Ontbijten is belangrijk om je gewicht niet te laten toenemen. Door te ontbijten krijg je trouwens ook een betere en regelmatiger stoelgang. Ontbijten is goed voor je concentratie, op het werk en op school.

Ontbijten is voor kinderen extra belangrijk. Een kind is nog in de groei, dus heeft elke dag veel goede voedingsstoffen nodig. Veel van deze stoffen zitten al in een goed ontbijt. Ook voor de concentratie op school is het ontbijt belangrijk. Een kind leert het meest door te kijken naar hoe zijn ouders het doen. Door zelf te ontbijten geef je als ouder een goed voorbeeld.

Wat is een goed ontbijt?

Een goed ontbijt bevat minimaal 200 kcal tot ongeveer 350 kcal. Het bevat weinig verzadigd vet en veel vezels. Hoe vloeibaarder en suikerrijker het ontbijt is, hoe sneller je maag weer leeg is en je weer honger krijgt. Als je ervoor zorgt dat je ontbijt voldoende eiwit, vet en vezels bevat en vrij 'vast' is, heeft je maag er langer werk aan en heb je dus ook langer een vol gevoel. Na bijvoorbeeld een glas drinkontbijt heb je sneller honger dan na een ontbijt van belegd brood. Héél handig om te weten als je wilt afvallen en op gewicht blijven.

Als je nooit ontbijt kan de stap erg groot zijn, omdat je tijd moet maken en je maag weer aan ontbijten moet laten wennen. Een gewoonte die je al jaren hebt, verander je niet 'even'.

ZO LEER JE ONTBIJTEN

Als je normaal nooit ontbijt, dan kan de overgang naar een goed ontbijt groot voor je zijn. Neem daarom rustig de tijd om eraan te wennen.

Van niets naar iets...

Je kunt eerst leren wennen aan een glas water na het opstaan. Zo zet je ontbijt op je agenda, laat je je maag weer kennismaken met iets op het juiste moment en kun je honger weer leren voelen. Lees hierover meer bij 3.3 'Begin je dag met een glas water'.
Als dit voor jou geen problemen (meer) oplevert, zet dan de volgende stap.

...via een klein ontbijt...

Eet vanaf morgen elke dag iets kleins. Zo leer je er weer tijd voor vrij te maken. Je maag kan er langzaam aan wennen. Wat je eet, is nog niet zo belangrijk.
- Zorg ervoor dat je alle voedingsmiddelen, in voldoende mate, in huis hebt. Anders geef je jezelf de kans niet om het te laten slagen. Voldoende brood kun je ingevroren op voorraad hebben. Je kunt het dan 's ochtends iets eerder uit de vriezer halen of even in de broodrooster stoppen.
- Ga er even rustig voor zitten en eet met aandacht.
- Denk bijvoorbeeld aan:
  1 volkoren beschuit of volkoren cracker of broodje met halvarine, beleg en wat drinken
  of: 1 klein schaaltje magere (soja)yoghurt met wat vers fruit of muesli en wat drinken
  of: 1 stuk fruit, met wat drinken
  of: 1 smoothie (fruitshake) met, als je het wilt, nog wat drinken.

Ben je echt gewend aan een klein ontbijt? Vergeet je niet meer te ontbijten, kan je de tijd missen en word je er niet meer misselijk van?

Ervaar je al dat je je beter kan concentreren gedurende de ochtend? Merk je al dat je je honger beter onder controle hebt? Breid het dan uit naar een 'goed' ontbijt, zoals hieronder staat beschreven.

...naar een goed ontbijt!

Een goed ontbijt bevat minimaal 200 kcal tot ongeveer 350 kcal. Zorg ervoor dat je ontbijt voldoende eiwit, vet (maar niet te veel verzadigd vet) en vezels bevat en vrij 'vast' is. Dan heeft je maag langer werk en houd je dus ook langer een vol gevoel.

Broodontbijt

bereidingstijd: max. 5 minuten

2 sneden (geroosterd) volkorenbrood
dun besmeerd met halvarine
1 belegging 30+ kaas of magere vleeswaren
1 belegging zoet beleg zoals jam, appelstroop, honing of vruchtenhagel
1 glas karnemelk of magere yoghurtdrank met zoetstof
koffie (met halfvolle koffiemelk) of thee zonder suiker

Dit levert je:
350 kcal, 17 gram eiwit, 11 gram vet (waarvan 3 gram verzadigd) 49 gram koolhydraten en 4 gram vezels.

Crackerontbijt

bereidingstijd: max. 5 minuten

3 volkoren crackers
dun besmeerd met halvarine
1 belegging magere vleeswaren
1 belegging 30+ kaas
1 belegging zoet beleg zoals appelstroop, jam, honing of vruchtenhagel
1 glas vers sinaasappelsap
koffie (met halfvolle koffiemelk) of thee zonder suiker

Dit levert je:
300 kcal, 14 gram eiwit, 7 gram vet (waarvan 3 gram verzadigd), 40 gram koolhydraten en 7 gram vezels.

Peerkokos yoghurt
bereidingstijd: max. 10 minuten

75 ml magere yoghurt
75 ml magere kwark
6 halve walnoten
1 peer
1 eetlepel kokosrasp
koffie (met halfvolle koffiemelk) of thee zonder suiker

Was de peer, rasp hem of snijd hem in kleine stukjes.
Breek de walnoten in stukjes. Meng alles in een schaaltje met de yoghurt, kwark en de kokosrasp. Drink er koffie of thee bij.

Dit levert je:
320 kcal, 13,5 gram eiwit, 19 gram vet (waarvan 4,5 gram verzadigd), 23 gram koolhydraten en 8 gram vezels.

Banaanvezelontbijt
bereidingstijd: max. 10 minuten

1 schaaltje 150 ml magere yoghurt of Optimel yoghurt of sojayoghurt
40 gram All Bran Fruit 'n Fiber van Kelloggs
1 banaan
1 glas vers sinaasappelsap
koffie (met halfvolle koffiemelk) of thee zonder suiker

Snijd de banaan in plakjes of prak hem fijn. Meng de banaan met de yoghurt en de All Bran. Pers 2 sinaasappels uit. Drink er koffie of thee bij.

Dit levert je:
343 kcal, 11 gram eiwit, 2,5 gram vet (waarvan 1,5 gram verzadigd), 67 gram koolhydraten en 7 gram vezels.

Pap

bereidingstijd: max. 10 minuten
40 gram (8 eetlepels) snelklaarhavermout, Brinta of meergranenpap
250 ml halfvolle melk
beetje honing of suiker
1 koffie (met halfvolle koffiemelk) of thee zonder suiker

Breng de melk aan de kook. Roer er langzaam 8 eetlepels havermout door en laat dit nog 1 minuut zachtjes koken. Roer er een beetje honing of suiker door. Haal de pan van het vuur en laat de pap nog even staan. Drink er koffie of thee bij.

Dit levert je:
280 kcal, 13,5 gram eiwit, 7,5 gram vet (waarvan 3,5 gram verzadigd), 41 gram koolhydraten en 3,5 gram vezels.

Zwitserse muesli

bereidingstijd: max. 10 minuten

30 gram (6 eetlepels) snelklaar havermout
75 ml troebele appelsap
1 citroen voor de rasp
1 appel
10 hazelnoten
75 gram magere naturel yoghurt
75 gram magere naturel kwark

Laat de havermout 10 minuten in de appelsap wellen. Was ondertussen de citroen en de appel. Rasp wat van de citroenschil. Rasp de hele appel met schil. Hak de noten klein. Meng de geraspte appel, de citroenrasp, de stukjes noot, de yoghurt en de kwark door het havermout-appelsap mengel. Drink er koffie of thee bij.

Dit levert je:
345 kcal, 16 gram eiwit, 10 gram vet (waarvan 1 gram verzadigd), 50 gram koolhydraten en 6,5 gram vezels.

3.7 Beste vrienden met de groenteboer

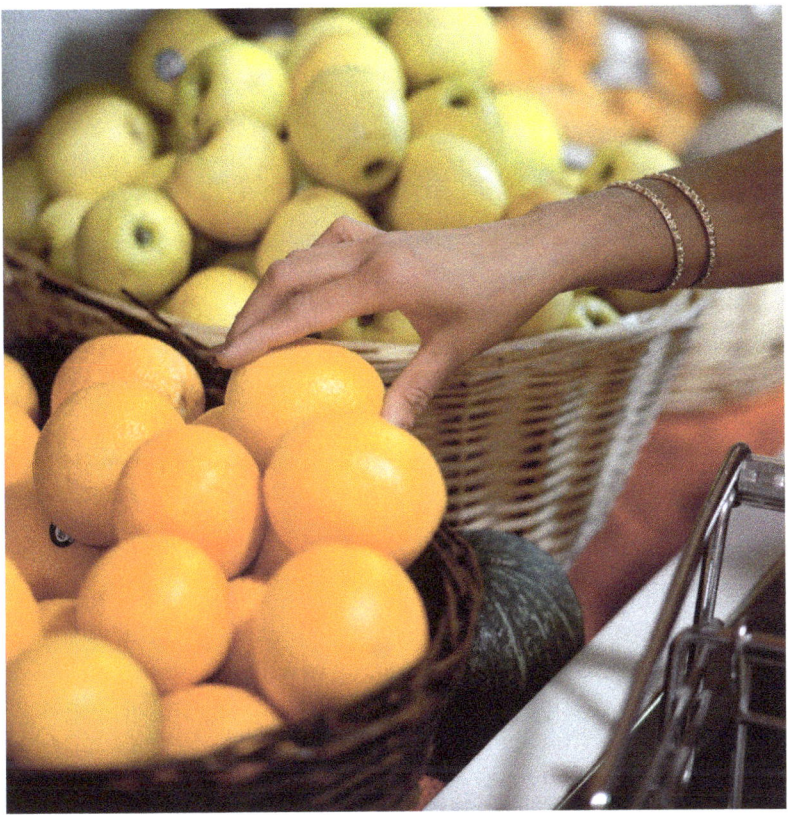

Elke dag minimaal 200 gram groenten eten beschermt je lichaam tegen ziekten. Het zorgt voor een betere stoelgang en dat je je fitter voelt. Het helpt je bij het afvallen en op gewicht te blijven.

Is je eerste reactie 'Ik houd niet zo van groenten en wil ze ook niet meer gaan eten?'
Misschien lust je niet zoveel soorten groenten. Of ben je niet zo gek op gekookte groenten, maar wel op salade, of andersom. Of denk je: zonder veel groenten ben ik toch ook groot geworden? En misschien ben je zonder die groenten ook niet vaak ziek. Of denk je dat een vitaminepil of meer fruit eten de oplossing is. Als je toch benieuwd bent naar wat groenten voor je kunnen doen, voor je gezondheid en bij het afvallen, lees dan verder. Jij

bepaalt zelf of je hier iets aan gaat veranderen of niet. Of later nog eens.

DE KRACHT VAN GROENTEN

Wat zit erin?

Groenten bevatten weinig energie, dat bijna helemaal wordt geleverd door koolhydraten. Naast koolhydraten bevatten groenten voedingsvezels, vitamines en andere bioactieve stoffen. 'Bioactieve stoffen' doen iets in je lichaam. Vitamines bijvoorbeeld zorgen voor een goed verloop van chemische processen in je lichaam. Naast vitamines zijn er nog duizenden van deze stoffen ontdekt.

Elke dag heb je zeker 200 gram groenten nodig. Variëren met groenten is belangrijk, omdat niet elke soort groente dezelfde gezonde stoffen heeft. Om diezelfde reden kun je ook niet extra fruit in *plaats van* groenten eten.

De vezels uit groenten zorgen voor een goede darmwerking. In je dikke darm worden ze gebruikt door de daar aanwezige bacteriën en omgezet in stofjes die de darmbeweging stimuleren. Zo zorgen ze ervoor dat je ontlasting zacht blijft. Van de vezels uit groenten zakt het cholesterol. Het helpt ook de bloedglucose te laten dalen bij mensen met diabetes mellitus (suikerziekte). Vezels zorgen ook voor een langdurig vol gevoel, wat heel handig is als je wilt afvallen.

Een beschermende rol

Groenten beschermen je lijf ook tegen bepaalde vormen van kanker en hart- en vaatziekten. De bioactieve stoffen zorgen daarvoor. Dit wordt steeds via onderzoek bevestigd. Maar van de meeste bioactieve stoffen weet men nog niet hoe ze dat precies doen. En omdat dat nog niet bekend is, kan je het beste zo veel mogelijk verschillende soorten groenten afwisselen. En kan je beter kiezen voor groenten die zo min mogelijk zijn bewerkt.

Een vitaminepil bevat hooguit dertig verschillende vitamines en mineralen en is dus nooit een vervanging voor echte groenten met alle bioactieve stoffen.

Ook zijn er veel groente- en fruitdrankjes op de markt. De vraag is of deze drankjes verse groenten en vers fruit kunnen vervangen. Naast dat in deze kant-en-klare drankjes vaak minder vezel en meer energie zit dan in verse groenten en fruit, gaat mogelijk een deel van de bioactieve stoffen verloren bij het maken ervan.

ZO EET JE VOLDOENDE GROENTEN

Wen aan groenten
- Veel groenten eten is een goede gewoonte voor iedereen. Heb je zelf veel moeite met deze opdracht? Lust je weinig groentesoorten? Besef dan dat je groenten moet léren eten. Ga ervan uit dat je een groentesoort soms vaak moet proeven, wil je de smaak leren waarderen.

Ook kinderen moeten wennen
- Realiseer je ook dat wat je jong hebt geleerd en als regel geldt binnen een gezin, als gewoonte wordt ervaren. Als je als kind veel verschillende groenten hebt leren eten, vind je later bijna alles lekker.
- Leer je eigen kinderen dus ook voldoende groenten eten en laat ze wennen aan alle verschillende soorten. Vinden ze het de eerste keren nog niet lekker, geef het dan niet meteen op. Laat ze rustig wennen aan een nieuwe soort, door ze het tien tot vijftien keer te laten proeven. De hoeveelheid is dan nog niet belangrijk.
- Kinderen van 1 tot 4 jaar hebben elke dag 50-100 gram (1 tot 2 opscheplepels) groenten nodig. Tussen de 4 en 13 jaar neemt het toe van 100 naar 200 gram (2 tot 4 opscheplepels) per dag.
- Betrek kinderen snel bij de keuze van de groenten en bij het klaarmaken van het eten. Zet in elk geval één keer per week ieders lievelingsgroenten op tafel. Er blijven misschien bepaalde groenten over die je kind écht niet lust. Die hoeft het dan niet te eten. Maar zorg er wel voor dat het zo veel mogelijk lust en je dus goed kan variëren.

Combineren met de lunch
- Gebruik je rauwkost bij de lunch, dan sla je twee vliegen in één klap. De lunch vult beter, waardoor je in de loop van de middag minder snel trek krijgt. En je hebt al een deel van je dagportie binnen! Je kunt boterhammen met kaas, vleeswaren, vis of ei opfrissen met plakjes tomaat of komkommer. Maar je kunt ook een rauwkostsalade naast je broodjes nemen.

Bij de warme maaltijd
- Je kunt al wat van de groenten rauw eten, of aan je hongerige huisgenoten uitdelen, als je gaat koken. Prima geschikt daarvoor zijn bijvoorbeeld wortelen, paprikareepjes, stukjes tomaat en komkommer.

- Afwisselen met groenten is belangrijk, omdat niet elke soort groenten dezelfde gezonde stoffen bevat. Een handig geheugensteuntje daarbij is door in kleur te variëren.
- Als je moeite hebt met groenten bij de warme maaltijd, kies er dan voor om twee groenten op tafel te zetten. Variatie op tafel maakt dat je er meer van eet. Vind je het veel werk? Kies dan voor deels verse en deels groenten uit diepvries, blik of pot. Deze zijn vers van het land direct zo kort mogelijk bereid en verwerkt. Thuis hoef je het dan alleen nog even op te warmen. Of kies ervoor om de groenten deels gekookt en deels in de vorm van salade (als voorafje) te gebruiken. Je kunt ook groenten door aardappelpuree verwerken en er nog groenten naast serveren. Of serveer eens rijst met doperwten erdoor en serveer daarnaast nog andere groenten. Je kunt vaak ook wel een uitje kwijt in je recept. Het past altijd wel in een lekkere jus. Een ui weegt al gauw 50 gram.
- Verwerk groenten ook eens in een maaltijdsalade of soep. Beleg er een (kant-en-klare) pizza mee of vul pannenkoekjes of tortilla's met groenten.
- Als je verse groenten koopt, weeg dan (ruim) boven de 200 gram per persoon af. Bij het schoonmaken van de groenten gaat altijd een deel als afval verloren.
- Koop je groenten voor een recept, zorg dan dat je echt 200 gram groenten per persoon erin verwerkt. Goede recepten met 200 gram groenten per persoon vind je op www.voedingscentrum.nl.
- Een makkelijk en snel alternatief zijn groenten uit de diepvries, blik of pot. Kijk bij de laatste twee naar het uitlekgewicht. Alleen even opwarmen in de pan of in de magnetron. Vermijd aangemaakte groenten; deze leveren meer energie.

3.8   Drink je gezond

Elke dag heb je 1,5 tot 2 liter drinkvocht nodig. Jij bepaalt of je daar veel of weinig energie mee binnen krijgt. Als je hier slim mee omgaat help je jezelf om af te vallen en op gewicht te blijven.

DE KRACHT EN DE VALKUIL VAN DRINKEN

Vocht in balans

Je lichaam bestaat voor ongeveer 60 procent uit water. Het meeste water vind je in de lichaamscellen. Je bloed is ook voornamelijk water. Het is een vervoermiddel voor voedingsstoffen naar hun eindbestemming in je lichaam. Het voert ook afvalstoffen, bijvoorbeeld van medicijnen, via je nieren je lichaam uit. Het water in je lijf helpt mee je lichaamstemperatuur te regelen.

Het water dat je binnenkrijgt, via dranken en vast voedsel, is in evenwicht met het water dat je lichaam uit gaat. Water raak je weer kwijt via de ademhaling, de urine, je ontlasting en via je huid (zweten).

Als er te weinig water in je lichaam is, plas je minder, zodat je zo min mogelijk vocht verliest. Je hersenen geven een seintje dat je dorst hebt, zodat je wil drinken.

Als je lichaam te veel water binnenkrijgt, plas je meer.

De behoefte aan water is afhankelijk van wat je verliest, drinkt en eet en hoeveel je beweegt. Maar ook van een warme of droge omgeving.

Hoeveel heb je nodig?

Gemiddeld heb je als volwassene 2,5 liter water per dag nodig. Drinken bestaat voor vrijwel 100 procent uit water. Maar ook vaste voedingsmiddelen bevatten water; groenten en fruit bevatten zelfs heel veel water. Met het eten van vaste voedingsmiddelen krijg je zo elke dag al bijna 1 liter vocht binnen.

Daarnaast zul je nog zeker 1,5 liter moeten drinken. Alles wat je drinkt valt hieronder, dus naast water is dat bijvoorbeeld koffie en thee, melkproducten en vruchtensap.

Dagelijks heb je als volwassene 450-500 ml melkproducten nodig. Denk hierbij bijvoorbeeld aan (soja)melk, karnemelk en (soja)yoghurt. Inderdaad tellen de yoghurt en vla die je eet ook mee als drinkvocht. Melkproducten leveren je lichaam belangrijke voedingsstoffen zoals eiwitten, B-vitamines en calcium. Door te kiezen voor vetarme melkproducten met niet te veel suiker, let je zo goed mogelijk op je gewicht.

Naast je melkproducten heb je dus nog ruim 1 liter te drinken op een dag. Vloeibare voedingsmiddelen geven minder snel een vol gevoel dan vaste voedingsmiddelen. En omdat koolhydraten, zoals suiker, ook bijna geen vol gevoel geven, kan je met zulke dranken snel te veel energie binnenkrijgen. Denk hierbij aan frisdrank, vruchtensap en sportdrank. Een glas frisdrank levert 85 kcal en een glas vruchtensap 105 kcal (in een glas gaat 225 ml).

Sportdranken bevatten vaak erg veel energie, tot wel 200 kcal per flesje. Dit krijg je er niet snel af met een uurtje recreatief sporten. Sportdranken zijn handig voor sporters die meerdere trainingen per dag hebben, of die langer dan een uur intensief trainen. Je hebt ze niet nodig als je recreatief sport.

Als je elke dag 1 klontje suiker (van slechts 20 kcal) meer neemt dan je lijf nodig heeft, ben je na 1 jaar 1 kilo zwaarder.

Alcoholische dranken
Ook alcoholische dranken leveren veel energie: 1 glas wijn levert 120 kcal (150 ml) en een glas jenever 70 kcal (35 ml). Bier levert per glas (van 200 ml) 85 kcal, maar een flesje of blikje (van 330 ml) 140 kcal.

Als je begint met lijnen spreekt je lichaam eerst zijn snel beschikbare koolhydraatvoorraad aan als energiebron. Aan die koolhydraatopslag in je lijf zit water vast, waardoor je eerst veel gewicht lijkt te verliezen. Vetweefsel, datgene wat je eigenlijk kwijt wil, verlies je nu nog bijna niet. Omdat je lijf zo snel mogelijk deze koolhydraatvoorraad weer aanvult, compleet met aanhangend water, zakt je gewicht na die eerste dagen ineens veel minder snel.

ZO DOE JE HET
- Begin je dag met een glas water. Door hiervan een gewoonte te maken, heb je al ruim 200 ml vocht te pakken.
- Als je per dag 1,5-2 liter vocht binnen wilt krijgen, telt alles wat je drinkt mee: de melkproducten die je dagelijks nodig hebt, maar ook water, thee en koffie, vruchtensap, limonades, frisdrank, bouillon en soep.
- In een glas gaat 200-225 ml en in een kopje 125 ml. Zo kun je bepalen hoeveel kopjes en glazen je nodig hebt om aan de juiste hoeveelheid te komen.
- Zorg in elk geval voor je dagelijkse portie melkproducten van 450-500 ml. Kies voor de magere soorten. Dus liever magere of halfvolle melk, karnemelk, sojamelkproducten, magere yoghurt(drink) of kwark. Je kunt ook kiezen voor (drink)yoghurt, gezoet met zoetstof of voor vla met minder suiker.
- Suiker kan je vervangen door zoetstof. Er zijn verschillende soorten zoetstoffen, waarvan een deel geen energie levert. Deze zitten in

zoetjes, light-fris, limonadesiroop en yoghurtdrink met zoetstof. Gebruik limonadesiroop met zoetstof (zoals Slimpy) of deels zoetstof (zoals Lessini). Je hebt veel keus in soorten zoetjes en zoetstof. De smaak van zoetstof is echt anders dan van suiker. Fabrikanten verbeteren echter nog steeds de smaak van zoetstoffen.

- Vervang je de suiker door zoetstof, dan wen je niet aan een minder zoete smaak. Zoet afwennen doe je door (geleidelijk) minder suiker te gaan gebruiken. Zorg dat je eerst gewend bent aan de minder zoete smaak, voordat je verder afbouwt. Meng magere naturel yoghurt of kwark met wat vla of fruit. Meng karnemelk met vruchtensap of kant-en-klare yoghurtdrink. Maak je eigen chocolademelk van halfvolle melk, cacao en een zoetje.
- Gebruik steeds minder suiker in je thee en koffie totdat je het helemaal bent afgewend. Een beetje koffiemelk in de koffie is prima. Verdun gewone limonadesiroop (met suiker) of diksap steeds verder met water of prikwater.
- Neem vooral dranken die geen energie leveren zoals water, water met prik, light-fris, koffie en thee zonder melk en suiker. Vermijd gewone frisdranken, sportdranken en alcoholische dranken. Bedenk dat je met een avondje doorzakken gemakkelijk een kwart of meer van de energie binnenkrijgt, die je op één hele dag nodig hebt.
- Zet een fles of kan water in de koelkast of op het aanrecht. Aan het eind van de dag moet hij leeg zijn.
- Neem een flesje water mee in de auto, naar je werk, voor tijdens het wandelen of sporten.
- Varieer met alle soorten thee die er zijn. Er zijn zoveel lekkere smaakjes. Laat je eens adviseren bij een koffie- en theewinkel. Koffie en thee van zeer goede kwaliteit proef je.
- Denk eens aan een glas tomaten(groenten)sap; dit bevat maar 30 kcal.
- Trap niet in de valkuil dat 2 liter vocht betekent dat je 2 liter water extra moet drinken.
- Leer je kinderen ook water, thee (met weinig of geen suiker), melk en karnemelk drinken. Voorkom dat ze alleen maar gezoete dranken lusten.
- Verwar dorst niet met honger. Als je denkt dat je honger hebt, kan je ook eerst proberen een à twee glazen water te drinken en beoordelen of je dan nog steeds honger hebt.

Nog hulp nodig?

Vind je het nog lastig om met bovenstaande tips wegwijs te worden uit alle verschillende soorten dranken die je vindt in de supermarkt? Zijn er weer nieuwe dranken te koop waarvan je niet weet of ze geschikt voor je zijn? Vraag dan advies aan een diëtist. Zij kan goed beoordelen wat in jouw situatie het beste bij je past.

3.9 Bewegen

Door voldoende beweging verbrand je meer energie, wat meehelpt om af te vallen en op gewicht te blijven. Daarbij heb je minder last van stress en het maakt je gelukkiger. En ook dát helpt weer om makkelijker af te vallen.

> Bezorgt het denken aan sport je al veel stress? Dan twijfel je nu vast of je dit onderdeel wel wilt aanpakken. De volgende redenen worden ook vaak gegeven om niet te sporten:
> Als je echt wel weet dat sporten goed voor je is, maar je er niet van houdt, of het niet gewend bent. Wanneer je het moeilijk vindt als anderen je kunnen zien sporten. Als je zo wordt geconfronteerd met wat je lichaam (nog) niet kan. Als je er echt geen tijd voor hebt. Als je veel lichamelijke klachten hebt. Als je er te moe voor bent. Als je het geld er niet aan uit wil geven. Als je denkt dat in jouw sportschool alleen maar slanke mensen worden geaccepteerd. Als je vindt dat je er alleen maar blessures van krijgt. Als je denkt dat sporten ervoor zorgt dat je meer honger krijgt, zodat je meer gaat eten en je ook niet afvalt.
> Er zijn nog heel veel redenen te bedenken om jezelf niet te laten bewegen. Helpen deze gedachten je ook echt? Ben je eigenlijk ergens bang voor?
> Er zijn even zoveel redenen te bedenken om jezelf de positieve ervaringen *wel* te gunnen. Lees daarom zeker door. En bepaal daarna of je er nu iets mee gaat doen, of later.

DE KRACHT VAN BEWEGING

Die goeie oude oertijd
Je lijf is gemaakt om veel meer te bewegen dan je tegenwoordig hoeft te doen.
In de oertijd was je zo'n 9 uur per dag bezig op eten te jagen, het te verzamelen tijdens lange wandelingen en het klaar te maken met veel moeite. Ook is je lichaam erop gebouwd om te kunnen vluchten voor

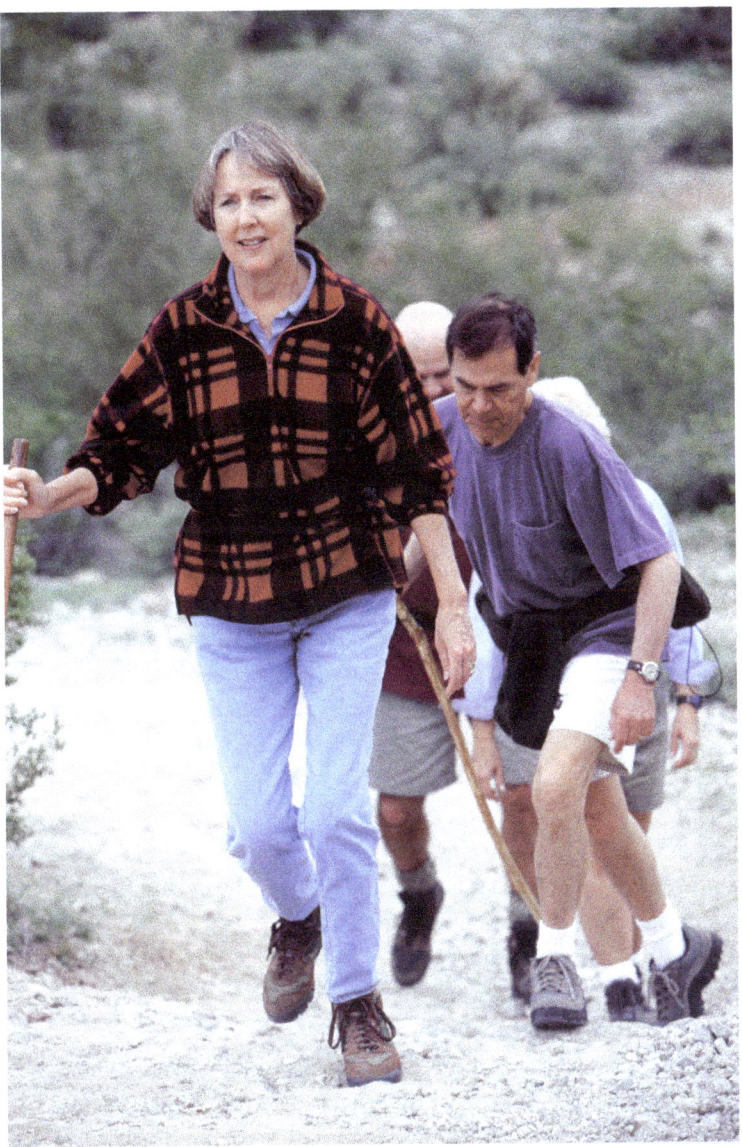

of vechten tegen gevaarlijke dieren. Omdat je zoveel inspanning moest leveren om aan je eten te komen, had je dagelijks ook nog eens meer energie nodig dan tegenwoordig.

Afstoffen zonder te bewegen
In onze huidige wereld zijn er nog maar weinig beroepen waarbij we echt zware arbeid verrichten. Om onszelf te verplaatsen, kiezen we vaak voor de auto of het openbaar vervoer. In de auto hoeven we niet

eens meer ons eigen raampje open te draaien. We maken er een sport van om zo dichtbij mogelijk te parkeren, zodat we niet ver hoeven te lopen. We kunnen werk accepteren dat verder van huis ligt en dat doen we dan ook. Dagelijks zijn we veel tijd kwijt met het reizen van en naar het werk.

Het huishouden doen we ook zo veel mogelijk met behulp van apparaten, zoals de wasmachine en de vaatwasser. Zelfs afstoffen kunnen we nu doen zonder te bewegen met de draaiende stoffer op batterijen! In onze vrije tijd kiezen we ook steeds vaker voor activiteiten waarbij we niet veel beweging hebben. We kijken graag tv, films of doen computerspelletjes.

We laten onze kinderen minder buiten spelen. We brengen ze vaak met de auto naar school, want we gaan meteen daarna door naar ons werk.

Onze energiebehoefte is daarmee erg gedaald vergeleken met die van onze voorouders. We hebben minder spierweefsel en meer vetweefsel. Je vetvoorraad wordt vooral gebruikt om je spieren te voorzien van energie, zodat ze kunnen bewegen. Daarom werkt sporten zo goed: als je je spieren regelmatig en langdurig echt gebruikt, verbrand je vet. Hoe meer spierweefsel, hoe meer energie je spieren nodig hebben om ze op peil te houden, hoe makkelijker je vetweefsel verliest, en dus afvalt.

Allemaal positief

Door beweging val je af. Dat is wel duidelijk. Maar, beweging heeft veel meer positieve effecten op jou en je lijf:

- Heb je door je gewicht last van je knieën, heupen, enkels of je rug? Als je meer beweegt en daardoor afvalt, zullen je gewrichtspijnen afnemen.
- Door de vlucht-vechtreactie van je lichaam tijdens kortdurende beweging, heb je erna minder honger en meer energie.
- Als je beweegt zullen stoffen worden vrijgemaakt in je lijf, die een geluksgevoel geven (endorfinen). Hierdoor heb je je zaken meer onder controle. Dat helpt weer mee om minder snel toe te geven aan een eetbui.
- Door het geluksgevoel word je minder depressief en kijk je positiever tegen dingen aan. Hierdoor help je jezelf goede keuzes te maken, zodat je het eten van slechte dingen minder nodig zal hebben om je fijn te voelen. Je bent tevredener.
- Als je groeit in je uithoudingsvermogen en kracht voel je je trots. Trots op je lichaam in plaats van ontevredenheid over je te zware lijf en je gebrek aan wilskracht.

- Beweging laat je bloeddruk, je cholesterol en je bloedglucose dalen.
- Lichamelijke inspanning helpt je geestelijk te ontspannen en je minder gestrest te voelen.
- Om je bloedglucose laag te krijgen en te houden, kan je het beste spieren kweken. Krachtoefeningen laten je spieren groeien, maar je hoeft daarvoor echt geen bodybuilder te worden. De vorm van je lichaam verandert en je voelt je mooier.
- Als je bezig bent met beweging, kun je niet eten. Je aandacht wordt dus van eten afgeleid.
- Door voldoende te bewegen kan je beter slapen, waardoor je beter uitrust.
- Als je sport gaat beoefenen met anderen, verbeter je je sociale leven.

Hoeveel dan?
Beweeg dagelijks zestig tot negentig minuten, als je wilt afvallen of op gewicht wilt blijven. Maar hoe pas je dat in, als je dagen al gevuld zijn met activiteiten die je zo min mogelijk inspanning kosten. Je kunt niet terug naar de oertijd, waarin je dagen bestonden uit jagen, verzamelen en vechten. De kunst is om beweging toch weer terug in je agenda te krijgen.

ZO BEWEEG JE VOLDOENDE
- Wees dagelijks één tot anderhalf uur actief als je af wilt vallen of op gewicht wilt blijven. Doe dit alle dagen van de week, maar in elk geval vijf dagen per week. Je dagelijkse portie kun je splitsen in meerdere kortere periodes van minimaal tien minuten.
- Het bijhouden van een beweegdagboekje of het lopen met een stappenteller kan je inzicht geven in hoeveel je beweegt.
- Kun je niet bewegen vanwege je overgewicht en andere klachten? Gun jezelf de hulp van deskundige trainers om je goed op weg te helpen en te stimuleren. Deskundigen, zoals fysiotherapeuten in een sportschool, zijn zeker onmisbaar als je lichamelijke beperkingen of klachten hebt of angst voor blessures.
- Maak bewust tijd vrij in je agenda en bouw het langzaam op, anders wordt het geen gewoonte en is het te makkelijk om het weer te laten. Je partner en je huisgenoten zullen hier waarschijnlijk ook aan moeten wennen. Je zult het in het begin vast ook nog wel eens vergeten. Dat wordt vanzelf beter.
- Bouw spieren op en werk aan je uithoudingsvermogen.
- Doe dit op een matig intensieve manier met weinig kans op blessu-

res, zoals stevig doorwandelen (5 tot 6 kilometer per uur), *nordic walking*, fietsen (15 kilometer per uur), zwemmen of gymoefeningen.
- Een stappenteller is een heel handig hulpmiddel bij het wandelen of rustig joggen. Probeer in elk geval 10.000 stappen per dag te doen.
- Kies een vorm van beweging die je leuk lijkt of andere voordelen voor je heeft. Wat vond je vroeger leuk? Sport je liever alleen of met anderen? Volg proeflessen. Kijk op www.beweegmaatje.nl voor 'het woord zegt het al'. Of informeer bij de ledenservice van jouw regionale thuiszorginstelling, voor korting op allerlei sportactiviteiten.
- Denk je aan een sportschool, maar denk je dat je je er misschien niet thuis voelt? Ga eens kijken en neem een proefles.
- Je buikje raak je het snelste kwijt door je grote spieren (in je benen en je rug) te trainen. Plaatselijk vet verbranden door buikspieroefeningen te doen, werkt niet.
- Misschien heb je in het begin een stok achter de deur nodig om te gaan. Welke stok werkt voor jou? Dit kan een duur lidmaatschap zijn, de persoonlijke begeleiding van een trainer of een maatje.
- Trainen onder (dure) begeleiding kan je de kennis en de conditie geven om het daarna (gratis) verder zelf (met een groepje) te doen.
- Breng weer meer dagelijkse beweging in je leven:
  - Neem de trap in plaats van de lift.
  - Parkeer de auto wat verder weg, zodat je nog een stuk moet lopen.
  - Pak zo veel mogelijk de fiets.
  - Maak een lunchwandeling.
  - Was zelf de auto.
  - Ga met de kinderen naar buiten.
  - Collecteer voor een goed doel.
  - Maak een wandeling na je werk.
  - Werk in de tuin.
  - Klets bij met een vriend of vriendin tijdens een wandeling.
  - Laat vaker en lekker lang de hond uit.

Ter overdenking

Besef dat onze kinderen het meest gestimuleerd worden te sporten, als je zelf het goede voorbeeld geeft en als je regelmatig samen met ze beweegt.

3.10 Lekker lunchen

Dagelijks een goede lunch helpt om af te vallen en op gewicht te blijven. Met elke hoofdmaaltijd, zoals de lunch, krijg je veel waardevolle voedingsstoffen binnen.

DE KRACHT VAN DE LUNCH

Als je op je gewicht let, blijf dan vooral ruim brood eten. Brood bevat veel vitaminen en mineralen, zoals jodium, maar weinig vet. Volkoren brood bevat veel vezels. Daarom vult het goed en lang, waardoor je later op de middag minder snel weer honger hebt.
Je kunt met broodbeleg veel variëren. Er is een ruime keus aan magere, hartige belegsoorten. Gebruik het liefst altijd groenten of rauwkost bij de lunch.
Ook voor kinderen is een gezonde lunch belangrijk voor de groei en ter voorkoming van overgewicht.

ZO GEBRUIK JE EEN GOEDE LUNCH

Kijk welke van de onderstaande tips in jouw leven passen:

De bedrijfskantine
- Kies zo veel mogelijk voor de magere producten.
- Ga je regelmatig snacken in de bedrijfskantine? Houd het dan op één keer per week.
- Neem brood mee van huis als je geen goede keuze kunt maken uit het kantineaanbod.
- Maak een lunchwandeling met je zelfgemaakte lunch van thuis, als het assortiment van de kantine erg verleidelijk is.
- Neem brood mee van huis en combineer dit met heldere soep en rauwkost uit de kantine.
- Kies voor een glas halfvolle melk, karnemelk, sojamelk, drinkyoghurt zonder vet en zonder toegevoegde suiker, vruchtensap, half karnemelk met half vruchtensap, thee of koffie zonder suiker (met halfvolle koffiemelk of koffiecreamer en zoetstof naar wens).

Thuis klaarmaken
- Weinig tijd om 's ochtends thuis je lunch klaar te maken? Smeer één keer in de week alle boterhammen en vries ze in afgepaste porties in.
- Een goede lunch bevat minimaal 350 en maximaal rond de 600 kcal. Het bevat weinig verzadigd vet en veel vezels. Let hierop als je lunchideeën opdoet uit boekjes of via internet. Een lunch van drie

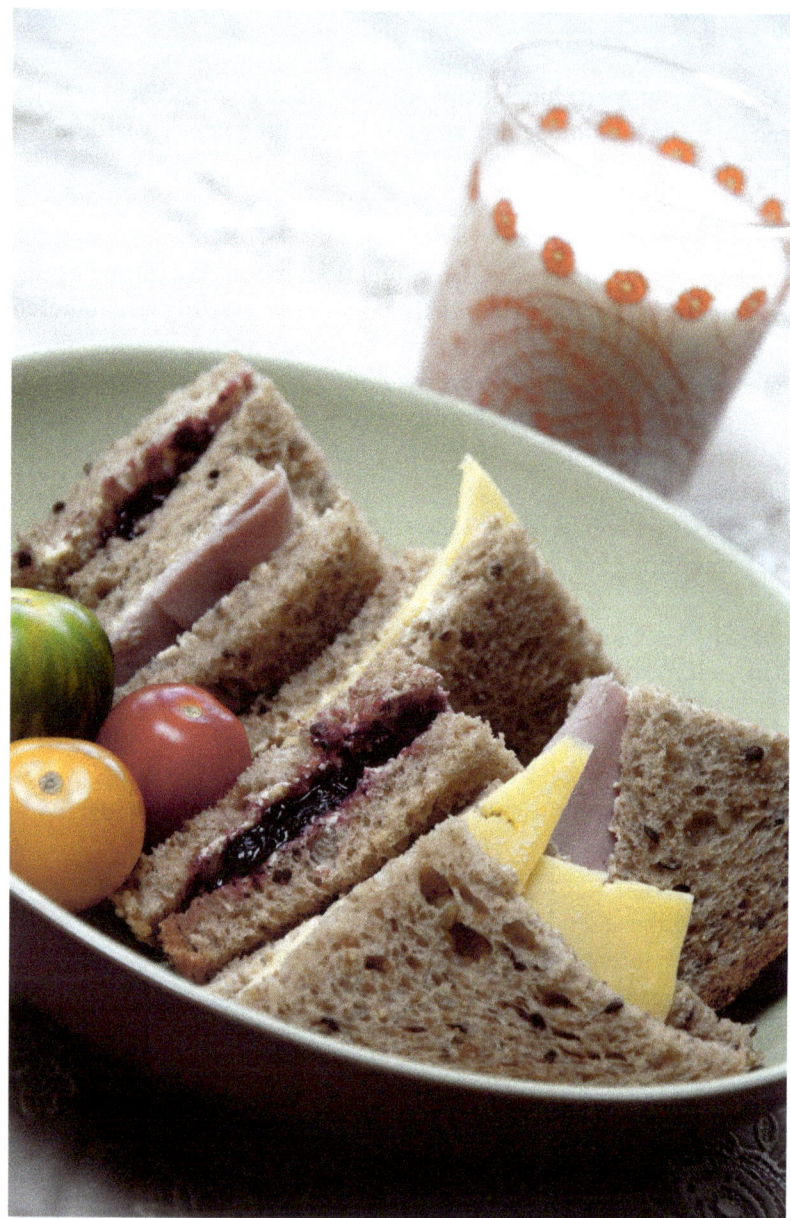

sneden volkorenbrood met halvarine, mager hartig en zoet beleg, rauwkost of een stuk fruit en een glas halfvolle melk of karnemelk voldoet eraan.
- Volkorenbrood, roggebrood en volkoren knäckebröd bevatten veel vezels, omdat het gemaakt is van de hele tarwekorrel. Donker brood of meergranenbrood is niet per definitie 'volkoren'.

- Gebruik altijd dun halvarine (of margarine) op brood. Zo kom je aan je vitaminen. Tel de verzadigde vetten en transvetten bij elkaar op. Dit moet samen 17 gram of minder per 100 gram van het product zijn.
- Beleg je brood dun. Maak er bijvoorbeeld een dubbele boterham van.
- Gebruik rauwkost bij de lunch. Zo kom je makkelijker aan je portie van 200 gram groenten per dag. Denk aan plakjes komkommer, radijs en tomaat of geraspte wortel op je brood met kaas of vleeswaren. Of eet er (gemengde) rauwkost naast. Van rauwkost kun je niet genoeg op je brood doen; het levert heel weinig energie maar vult wel erg goed.
- Je kunt ook denken aan fijngeprakte avocado met stukjes tomaat, zout, peper en paprikapoeder.
- Beleg je brood eens met fruit. Bijvoorbeeld banaan, aardbeien of appel (met kaneel).
- Mager hartig beleg is: achterham, fricandeau, rosbief, (gerookte) kip- en kalkoenfilet, rookvlees, casselerrib, tonijn op waterbasis, gekookt ei, 20+ en 30+ (smeer)kaas, 20+ komijnekaas, Zwitserse kaas, sandwichspread, Hüttenkäse of cottage cheese (met zelf toegevoegde kruiden), Marmite en Tartex. Je kunt ook een tosti maken.
- Zoet beleg met weinig calorieën: appelstroop, gewone jam, halvajam of vruchtenspread, vruchtenhagel, honing, een speculaasje.
- Kies voor een glas halfvolle melk, karnemelk, sojamelk, drinkyoghurt zonder vet en zonder toegevoegde suiker, vruchtensap, half karnemelk met half vruchtensap, thee of koffie zonder suiker (met halfvolle koffiemelk of koffiecreamer en zoetstof naar wens).
- Zorg ook dat de kinderen goed lunchen; geef het goede voorbeeld.

Lunchvoorbeelden

Hollandse lunch
3 sneden volkorenbrood
dun besmeerd met halvarine
1x dun belegd met 30+ kaas
1 tomaat of andere rauwkost
1x dun belegd met magere vleeswaren
1x dun belegd met zoet beleg zoals jam
1 glas halfvolle melk

Dit levert je: 485 kcal, 29 gram eiwit, 17 gram vet (waarvan 7 gram verzadigd), 54 gram koolhydraten en 7 gram vezels.

Tonijnbroodjes

3 sneden volkorenbrood
dun besmeerd met halvarine
1 tomaat of andere rauwkost
2/3 blikje tonijn op waterbasis
1 glas karnemelk

Dit levert je: 463 kcal, 41 gram eiwit, 10 gram vet (waarvan 3 gram verzadigd), 51 gram koolhydraten en 7 gram vezels.

Pindakaas-banaanbroodjes

2 sneden volkorenbrood
dun besmeerd met halvarine
2 x dun belegd met pindakaas en een hele banaan
1 glas karnemelk

Dit levert je: 540 kcal, 20 gram eiwit, 23 gram vet (waarvan 3 gram verzadigd), 63 gram koolhydraten en 9 gram vezels.

Avocadosalade

1/2 gerookte kipfilet
1/2 avocado
beetje citroensap
1 eetlepel fritessaus
2 eetepels magere yoghurt
peper, paprikapoeder
1 tomaat
rucola
1 glas halfvolle melk

Snijd de gerookte kipfilet in stukjes. Snijd de avocado in stukjes en besprenkel deze met wat citroensap tegen het verkleuren.

Was de tomaat en snijd deze in stukjes. Meng alles door elkaar met de rucola in een schaal. Maak een sausje op smaak van de fritessaus, yoghurt, peper, zout en paprikapoeder en meng dit als laatste door de salade. Lekker met een glas melk.

Dit levert je: 485 kcal, 36 gram eiwit, 29 gram vet (waarvan 5 gram verzadigd), 17 gram koolhydraten en 6 gram vezels.

Broodjes makreelmousse
een stuk gestoomde makreel (80 gram)
50 gram magere kwark
wat citroensap
peper
wat bieslook
een paar wortels
2 sneden (geroosterd) volkorenbrood
dun besmeerd met halvarine
1 glas karnemelk

Prak de makreel fijn door de kwark. Breng het op smaak met wat citroensap, peper, zout en bieslook. Rasp een paar wortels en eet het samen met de (geroosterde) boterhammen en een glas karnemelk.

Dit levert je: 565 kcal, 32 gram eiwit, 27 gram vet (waarvan 5 gram verzadigd), 44 gram koolhydraten en 6 gram vezels.

Broodje met walnotensalade
2 stengels bleekselderij
1 mandarijn of klein blikje mandarijn op licht gezoet sap
50 gram 30+ kaas
6 halve walnoten
1 eetlepel fritessaus
2 eetlepels magere yoghurt
peper
1 snee (geroosterd) volkorenbrood
dun besmeerd met halvarine

Was de bleekselderij en snijd deze in kleine stukjes. Snijd de kaas in blokjes. Breek de walnoten in kleinere stukjes. Meng de bleekselderij, kaas en walnoten met de stukjes mandarijn. Maak een sausje op smaak van de fritessaus, yoghurt, peper en zout. Meng alles door elkaar. Besmeer een (geroosterde) volkoren boterham dun met halvarine.

Dit levert je: 493 kcal, 24 gram eiwit, 36 gram vet (waarvan 7 gram verzadigd), 22 gram koolhydraten en 3 gram vezels.

Nog hulp nodig?
Vind je het nog moeilijk om met bovenstaande tips een goede lunch samen te stellen? Zijn er producten die je mist of waarvan je je afvraagt of je die beter wel of niet kunt eten? Wil je wel eens wat anders dan brood voor je lunch? Hoeveel calorieën of hoeveel boterhammen kan jij nu het beste nemen? Met zulke vragen kan je terecht bij een diëtist. Zij bekijkt wat in jouw situatie het beste bij je past.

3.11   Wat wil je tussendoor?

Naast de drie hoofdmaaltijden kan je drie tot vier keer op een dag iets tussendoor gebruiken. Je kunt gezonde keuzes maken, maar minder gezonde tussendoortjes horen er ook bij. Zo help je jezelf om rustig en veilig af te vallen en op gewicht te blijven.

DE KRACHT EN DE VALKUIL VAN TUSSENDOORTJES

Uitstel is ongezond
De belangrijkste maaltijden voor je lijf zijn het ontbijt, de lunch en de warme maaltijd. Met deze maaltijden krijg je een groot deel van de voedingsstoffen binnen die je dagelijks nodig hebt. Ook besteed je er dan meestal wel de rust, tijd en aandacht aan die het eten verdient.
Je maag is gemiddeld drie uur na zo'n maaltijd leeg. Hoe vloeibaarder en kleiner de maaltijd was, des te sneller heb je weer honger. Dan is het belangrijk om ook weer wat te eten.
Als je denkt dat je beter lijnt als je niks tussendoor neemt, help je jezelf niet.
Meestal krijg je op een later tijdstip zo'n trek dat je dan vaak zwicht voor iets ongezonds. Je eet er dan ook snel te veel van. Door tijdig iets te eten en/of te drinken voorkom je deze valkuil.

Tussendoor kan je heel goed je hoofdmaaltijden aanvullen. Zo zorg je ervoor dat je aan alle voedingsstoffen komt die je elke dag nodig hebt. En er is ook ruimte voor minder gezonde producten.

Weet je wanneer je altijd trek krijgt, in de loop van de morgen, in de loop van de middag of meestal 's avonds? Ben je dan thuis, op je werk of op school of onderweg? Het is handig als je daar rekening mee houdt.

ZO KIES JE GOED TUSSENDOOR

- Een stuk fruit is een perfect tussendoortje. Maar ook (kant-en-klaar) gewelde pruimen of abrikozen zijn een vezelrijk zoet extraatje.
- Denk ook aan tussendoorkoeken. Let erop dat ze goed vullen, liefst vezels bevatten, maar weinig vet. De beste zijn (volkoren) ontbijt-

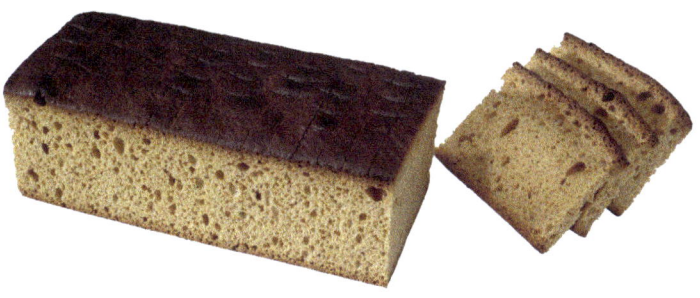

soorten tussendoorkoeken in de winkel verkrijgbaar en het assortiment wisselt nog al eens. Welke koeken geschikt en minder geschikt zijn, kan een diëtist je goed vertellen.
- Trek op een hete dag? Een klein sorbetijsje of waterijsje is veel beter dan roomijs.
- Koekje bij de koffie? Kies voor (volkoren)biscuit, café noir, lange vinger, speculaasje. Houd het bij een of twee.
- Snoepjes kunnen natuurlijk ook. Zolang je het bij een paar kunt laten. Kies voor snoep dat niet plakt, waar je niet lang op hoeft te zuigen, en niet zuur is. Zo spaar je je tanden en die van je kinderen.
- Suikervrije kauwgum met xylitol beschermt je gebit juist tegen gaatjes.
- Poets je tanden eens tussendoor. Elke fluoridehoudende tandpasta is goed. Hierdoor heb je, mits je je maag goed gevuld houdt, misschien minder snel de neiging meer te eten dan je wil.
- Ben je een moeilijke ontbijter? Dan krijg je vast trek in de loop van

de morgen. Dit is een goed moment voor een belegde boterham of belegde crackers, een glas melk of een schaaltje yoghurt. Dit kan je natuurlijk ook op een ander tussendoormoment nemen.
- Hartige trek? Neem een rijstewafel, Japanse zoutjes, zoute stokjes, augurk, zoute popcorn, een kop drinkbouillon. Een handje walnoten, amandelen, studentenhaver of hazelnoten levert meer energie, maar vult stevige trek.
- Trek bij het koken? Neem alvast wat van de rauwe groente die je klaarmaakt voor de warme maaltijd. Kies voor (kleine) tomaatjes, stukjes wortel, komkommer, reepjes paprika, radijs, minimaïskolfjes.
- Trek in de loop van de avond? Voor dit moment kun je je toetje bewaren.
- Vergeet niet te drinken tussendoor. Water, water met prik, thee en koffie zonder suiker (met zoetstof) en light-frisdrank leveren geen energie.
- Ben je tussen de maaltijden door onderweg? Zorg er dan voor dat je iets te drinken en eten bij je hebt. Zo voorkom je dat je bij een tankstation of op het perron iets minder gezonds koopt. Al kun je steeds vaker ook hier gezonde tussendoortjes vinden.

3.12   Vezels

De kunst is om je voedsel langzaam door je maag en je dunne darm te laten gaan (voor een langdurig vol gevoel) en daarna snel door je dikke darm naar buiten. Verschillende soorten vezels helpen je hierbij. Heel handig als je aan de lijn bent en op gewicht wilt blijven. Vezels beschermen je ook tegen allerlei ziekten (zoals hartziekten en dikke darmkanker) en helpen bij de stoelgang.

DE KRACHT VAN VEZELS

Verschillende soorten
Vezels zijn de plantendelen uit je voeding, die hun werk doen tijdens de reis door je maag-darmkanaal.
Sommige vezels dienen vooral als voer voor je goede dikke darmbacteriën. Sommige maken je voedselbrij in je maag-darmkanaal stroperig en sommige vezels nemen erg goed water op, zoals een spons. Al deze vezelsoorten heb je dagelijks nodig. Plantaardige voedingsmiddelen bevatten meestal meerdere soorten vezels tegelijk.

Een zondagsritje met een snelle finish

De vezels die je voedsel stroperig maken, zorgen ervoor dat je lang een vol gevoel houdt in je maag en dat de voedselbrij traag door je dunne darm beweegt. Dit helpt om bepaalde voedingsstoffen langzamer in je bloed op te kunnen laten nemen. Zo vertragen ze de opname van suikers in je bloed, wat gunstig is bij diabetes, maar wat ook meehelpt om diabetes en overgewicht te voorkomen. Ook binden deze vezels in de darm cholesterol aan zich, waardoor er minder cholesterol in je bloed wordt opgenomen. Deze vezels vind je bijvoorbeeld in appels, citrusfruit, bonen, havervlokken, prei, uien, noten, zaden en aardappelen.

De dikke darm heeft als taak zo veel mogelijk water uit je ontlasting terug te geven aan je lijf, aan het einde van de reis door je maag-darmkanaal. Met de vezels die als een spons werken, wordt er ook nog voldoende water vastgehouden in je ontlasting. Zo wordt je ontlasting soepel, zacht en lekker veel. Goede ontlasting bestaat voor het grootste deel uit vocht en voor een klein deel uit vezels, dode darmwandcellen, dode en levende bacteriën.

De vezels zorgen er ook voor dat je dikke darm goed blijft bewegen. Hoe meer ontlasting en hoe meer darmbeweging, hoe sneller je weer naar de wc zal gaan. Dan heb je dus weinig last van een moeilijke stoelgang (obstipatie) of het prikkelbare darmsyndroom en minder kans op darmontsteking (diverticulitis).

Deze vezels vind je bijvoorbeeld in tarwezemelen, volkorenbrood, groenten (zoals wortelsoorten, kool, erwten) en appels.

Voer voor je darmbacteriën

De vezels die worden gegeten door de goede dikke darmbacteriën noem je ook wel prebiotica. Is er veel voedsel voor deze bacteriën aanwezig, dan kunnen deze ook harder groeien dan de ziekteverwekkende bacteriën. Daardoor dragen deze vezels bij aan een betere afweer van je lichaam. De zure stofjes die vrijkomen bij de afbraak van deze vezels prikkelen de darmwand ook tot bewegen, waardoor je stoelgang verbetert. Deze vezels vind je bijvoorbeeld in uien, asperge, prei, knoflook, artisjokhart, banaan.

ZO GEBRUIK JE VOLDOENDE VEZELS

Vrouwen hebben dagelijks 30 gram nodig en mannen 40 gram. Slechts 10 procent van de mannen en 5 procent van de vrouwen halen dit. Gemiddeld gebruiken Nederlanders zo'n 20 gram vezel per dag. Voor kinderen gelden de gezondheidsvoordelen natuurlijk net zo goed! Kinderen tot en met drie jaar hebben dagelijks 15 gram vezel nodig, kinderen van vier tot acht jaar 20-25 gram en kinderen van negen tot dertien jaar 25-30 gram per dag.

- Het is handig als je weet hoeveel vezels je nu eet. Als je namelijk ineens veel meer gaat gebruiken kan dat tijdelijk juist darmklachten veroorzaken of verergeren. Je kunt zelf een schatting maken van jouw huidige inname, of een diëtist raadplegen voor de exacte hoeveelheid. Een diëtist kan ook beter zien welke soorten vezels je veel en welke je weinig gebruikt.

Product	Eenheid	Gram vezel
witbrood	1 snee	1
volkorenbrood	1 snee	2
mueslibrood	1 snee	2
krentenbrood	1 snee	1
donker roggebrood	1 snee	4
licht roggebrood	1 snee	2
gekookte aardappel	1 stuk (50 gram)	2
gewone pasta/witte rijst	1 opscheplepel	0
volkoren pasta	1 opscheplepel	2
zilvervliesrijst	1 opscheplepel	1
gekookte groenten	1 opscheplepel	1
rauwkost	1 schaaltje	1
bruine bonen	1 opscheplepel	7
fruit, gemiddeld	1 stuk	3
abrikoos of pruim, geweekt	1 stuk	1
olijven	10 stuks	1
noten, gemengd	1 eetlepel	2

- Voer de hoeveelheid vezels langzaam op om tijdelijke darmklachten te voorkomen.
- De producten die de meeste vezels leveren zijn: groenten, fruit, peulvruchten (bonen), aardappelen, volkorenproducten (zoals volkorenbrood en volkorenpasta), noten en zilvervliesrijst.
- Zorg ervoor dat je dagelijks zeker 200 gram groenten eet. Je kunt een deel hiervan als rauwkost combineren met een broodmaaltijd.
- Gebruik elke dag 2 stuks fruit. Een heel stuk fruit levert meer vezels dan een glas vruchtensap.

- Vervang witte rijst en gewone pasta door zilvervliesrijst en volkoren pasta. Doe eens een blikje linzen door witte rijst.
- Een vezelrijk ontbijt is heel goed voor je! Het zet je maag-darmkanaal goed aan het werk en helpt hongergevoel later op de dag te voorkomen. Vervang wit brood door volkoren- of bruinbrood. Denk ook aan volkoren beschuit of -crackers, krenten-, muesli- en roggebrood. Maak een vezelrijk ontbijt van pap of yoghurt met vezelrijke ontbijtgranen.
- Neem vaker de volgende vezelrijke tussendoortjes: gedroogde abrikozen, pruimen, dadels, olijven, gedroogde tomaat, pinda's in de dop, noten, rauwkost zoals wortel en komkommer.
- Zet regelmatig peulvruchten op tafel zoals linzen, bruine bonen, witte bonen, kapucijners en kidneybonen.
- Drink er wel voldoende bij, anders kan het zijn dat je toch harde ontlasting houdt. Gebruik zeker 2 liter vocht per dag.
- Tegenwoordig zijn er veel nieuwe vezelrijke producten in de winkels verkrijgbaar. Vraag de diëtist naar een objectief oordeel over werkzaamheid in verhouding tot de prijs.

Ten slotte
Twijfel je of je dagelijks aan voldoende vezels komt? Wil je nog meer voorbeelden van recepten of producten die vezelrijk zijn? Wil je weten of, en zo ja, welke probiotica (levende goede dikke darmbacteriën) voor jou geschikt zijn? Vraag het een diëtist.

3.13 De warme maaltijd

Als je zelf kookt heb je direct invloed op je gewicht. Dit helpt je om af te vallen en op gewicht te blijven.

DE KRACHT EN DE VALKUIL VAN LEKKER KOKEN

De hobbykok
Als je plezier hebt in koken ben je meestal ook niet bang om verschillende producten en smaken uit te proberen. Als koken en lekker eten echt je grootste hobby is, heb je misschien mede daarom problemen met je gewicht gekregen.
Voor (thuis)koks is onze welvaartmaatschappij een echt walhalla. Alles is te koop, producten van over de hele wereld laten je nieuwe smaken beleven. Inspiratie kan je overal opdoen. Kookboeken met prachtige foto's, recepten op internet, bekende koks met hun eigen tv-programma en kookcursussen.

Vaak is het vlees of de vis het belangrijkste, dus grootste, onderdeel. De groenten zijn meestal in mindere mate aanwezig of vetrijk klaargemaakt. Elke gang en gerecht kent zijn eigen wijn, waardoor er ongemerkt veel alcohol naast de maaltijd gedronken wordt. Desserts zijn meestal erg vet en zoet.

Vaker kant-en-klaar

Er zijn heel veel kant-en-klaarmaaltijden of -producten te krijgen. Denk aan gesneden groenten in handige portieverpakking, diepvries- of koelversmaaltijden, kleine flesjes yoghurtdrank. Je bestelt wat bij de afhaalchinees, laat iets brengen door een koerier, of je gaat even zitten bij een fastfoodrestaurant.

Steeds meer mensen wonen alleen of zijn (werkende) alleenstaande ouder. De twee buitenshuis werkende partners hebben minder tijd om te koken. Door sporten eten de gezinsleden vaak op verschillende tijden. Kortom: Nederlanders maken steeds vaker gebruik van kant-en-klaarmaaltijden.

Geen kookliefhebber?

Als je helemaal niet houdt van koken, lust je misschien ook niet veel verschillende producten of gerechten. Of misschien eet je wel alles wat iemand anders je voorzet, maar kook je niet graag alleen voor jezelf. Als je veel kant-en-klaarmaaltijden eet, is het moeilijker om aan de aanbevolen hoeveelheid groenten te komen. Als een ander altijd voor je kookt, heb je ook minder invloed op hoe de maaltijd wordt bereid.

ZO KOOK JE LEKKER EN GEZOND

Algemene tips

- Zoek lekkere, snelle en makkelijke recepten in kookboeken, gratis supermarktbladen of via goede sites op internet, zoals www.voedingscentrum.nl of www.ah.nl. Verzamel je successen!
  - Pas zo nodig de recepten aan, zodat het voldoende groenten bevat (minimaal 200 gram per persoon), niet te veel vlees (maximaal 100 gram rauw per persoon), weinig verzadigd vet en voldoende vezels (minimaal 10 gram per persoon).
  - Probeer gemiddeld gedurende de week rond de 500 kcal te blijven, voor het hoofdgerecht. Als een recept rond 200-250 kcal bevat, houd er dan rekening mee dat er vaak nog pasta, aardap-

pelen, rijst en/of groenten moet worden toegevoegd. Met 4 gekookte aardappelen en 4 opscheplepels gekookte groenten krijg je nog zo'n 200 kcal en 12 gram vezels binnen.
- Als je een voorgerecht op tafel wilt zetten, zorg er dan voor dat dit maximaal 110 kcal bevat. Een mooie gelegenheid om een deel van je groenten in te verwerken.
- Kies magere toetjes tot maximaal 120 kcal. Voorbeelden zijn::magere yoghurt met fruit, zoals geraspte appel (en kaneel). Meng 2/3 magere yoghurt met 1/3 vla, maak een fruitsalade, kies kant-en-klare yoghurt of vla zonder vet en met zoetstof.
- Plan je maaltijden vooraf, voor de hele of een halve week en haal alle ingrediënten in huis.
- Probeer goed in te schatten hoeveel je moet klaarmaken voor iedereen die mee eet. Voorkom daarmee dat je (veel) te veel overhoudt. Vaak ben je dan toch geneigd de restjes op te eten, wat jammer is als je aan je gewicht werkt. Elke keer dat je kookt, leer je dit beter inschatten.
- Weinig tijd om te koken? Kook een dubbele hoeveelheid en vries de helft in voor een volgende keer. Even in de magnetron en klaar.

Groentetips
- Serveer twee soorten groenten als je een moeilijke groente-eter bent. Zo kom je sneller aan je dagelijkse portie van minimaal 200 gram (4 grote opscheplepels) per dag. Je kunt twee groenten koken, of één koken en één rauw nemen.
- Veel werk? Bereid dan één verse groentesoort en één uit blik, pot of diepvries.
- Meer groentetips vind je bij 3.7 'Beste vrienden met de groenteboer'.

Aardappelen en zo
- Gekookte aardappelen leveren veel vezels, veel vitamine C en de minste calorieën vergeleken bij rijst en pasta.
- Een ouderwetse Hollandse maaltijd (aardappelen, mager vlees, magere jus en groenten) is dus een goede keuze en levert 500 kcal.
- Mannen hebben 5 aardappelen (250 gram) nodig en vrouwen 4 (200 gram).

Vlees, vis en vegetarisch
- Gebruik maximaal 100 gram vlees, vis, vleesvervanger of 2 eieren per volwassene.

Kies vaker vis en vegetarisch
Een handige stelregel is:
2 x in de week vlees
2 x in de week vis (waarvan 1 x vette en 1 x magere vis)
2 x in de week vegetarisch
7e dag naar keuze

- Bak vet vlees en gehakt in zijn eigen vet in een pan met antiaanbaklaag. Giet het overtollig vet af.
- Gepaneerd vlees en vis neemt veel vet op. Ongepaneerd levert dus minder energie.
- Kies voornamelijk voor magere vleessoorten zoals kip- en kalkoenfilet, kip zonder vel, kiprollade, biefstuk, rosbief, bieflap, rollade, runderbaklap, tartaar, fricandeau, entrecote, hamlap, varkensfilet, varkenshaas, oester, ongepaneerde schnitzel, ribkarbonade, haaskarbonade, runderwink.
- Alle soorten wild is goed; verwijder het vel van gevogelte, omdat hier het meeste vet in zit.
- Kies een keer per week vette en een keer per week voor magere vis. Geschikte vissoorten zijn: forel, zoute en zure haring, paling, poon, zalm, baars, kabeljauw, koolvis, krab, kreeft, makreel, schar/tongschar, schelvis, schol, tong, tonijn, zeewolf, bokking, tilapia, pangasius, meerval, harder. Maar ook geschikt zijn schaal- en schelpdieren zoals oesters, garnalen en mosselen.

Je loopt aanzienlijk minder risico op hart- en vaatziekten als je twee keer per week vis eet (waarvan een keer vette en een keer magere vis). Dit geldt ook voor je kinderen! Leer je kinderen daarom jong vis eten.

— Geschikte vegetarische vleesvervangers zijn:
- tahoe, tempé, Quorn, Valess.
- (gekookte) eieren, maximaal 3 per week.
- peulvruchten, zoals bruine- en witte bonen, kapucijners en linzen, kan je ook best eens als vleesvervanger kiezen.

Vet, jus en saus

- Gebruik per persoon maximaal 1 eetlepel vet (15 gram) voor het bakken van vlees. Gebruik vloeibaar bak-en-braad en/of olie.
- Jus maak je door water of bouillon aan het vet toe te voegen en op-smaak te brengen met tomatenpuree, kruiden en specerijen, een uitje enzovoort. Je kunt ook juspoeder gebruiken, dat je met water aanmaakt.
- Maak je een saus bij een warm gerecht? Rode sauzen op basis van tomaat en ketjap bevatten geen vet. Witte sauzen wel. Vervang (slag)room, zure room en crème fraîche door yoghurt. Meng hiervoor per 100 ml yoghurt 2 theelepels maïzena. Haal de pan van het vuur en voeg het yoghurtmengsel onder goed roeren toe. Niet meer laten koken.

Naast koken, het garen van voedingsmiddelen in kokend vocht, zijn er nog andere magere bereidingstechnieken, zoals:

Grillen

Warm de speciale grillpan, zonder hem in te vetten(!), 5 tot 10 minuten voor op een hoge temperatuur tot hij gloeiend heet is. Om dit te testen laat je een paar druppels water op de bodem vallen; als het water onmiddellijk sissend verdampt en er een lichte walm van de pan afkomt is hij heet genoeg.
Bestrijk het vlees of de vis heel dun met olie. Met de tang leg je de ingrediënten in de pan en kun je tussentijds keren. Je zult merken dat vlees of vis vaak eerst aan de ribbels vastplakt, ook bij een grillpan met een antiaanbaklaag. Wacht gewoon even tot het vanzelf loslaat onder invloed van het korstje dat zich vormt. Breng de temperatuur pas omlaag na het dichtschroeien. Sommige groenten kun je ook prima grillen, alleen vergeleken met koken in water is grillen dan niet beter bij afvallen.

Stomen

Vooral groenten, vis, schaal- en schelpdieren lenen zich erg goed voor stomen: het gaar worden in de damp van kokende vloeistof zoals water of bouillon, zonder vet. Je hebt nodig: een stoompan, een stoommandje of -bloem en een kookpan of een steamer. De pan moet goed afsluiten. De stoomtijd is afhankelijk van het product en de grootte.

Koken in een pakketje (en papillote):
Dit kan in de oven of magnetron, op de barbecue of met een stoompan.
Je hebt nodig: vetvrij bakpapier of aluminiumfolie, eventueel touw of paperclips.
Aluminiumfolie en paperclips zijn ongeschikt voor in de magnetron, maar juist heel geschikt voor op de barbecue.
Hieronder volgt de instructie voor pakketjes uit de oven:
Verwarm de oven met bakplaat voor op 200 °C. Neem per persoon een stuk bakpapier van 50 cm. Vouw elk stuk dubbel en leg ze opengevouwen op het werkblad. Vlees, vis of gevogelte met groenten, verse kruiden en specerijen gaan allemaal bij elkaar in hetzelfde pakketje. Neem bij voorkeur groenten die niet te veel water bevatten of kook ze kort voor. Leg de klein gesneden ingrediënten aan de kant tegen de vouwnaad. Je kunt er eventueel nog een klein scheutje wijn of bouillon(poeder) aan toevoegen. Vouw de pakketjes goed dicht en leg ze naast elkaar op de bakplaat. Plaats de bakplaat in het midden van de oven. Laat het gerecht maximaal 20 minuten gaar worden (in eigen vocht) tot het papier lichtbruin wordt en het bol gaat staan. Maak de pakketjes pas aan tafel open.

Kinderhoeveelheden

Producten	1-3 jaar	4-8 jaar	9-13 jaar	14-18 jaar
Aardappelen, rijst, pasta, peulvruchten	50-100 gram (1-2 stuks/opscheplepels)	100-150 gram (2-3 stuks/opscheplepels)	150-200 gram (3-4 stuks/opscheplepels)	200-250 gram (4-5 stuks/opscheplepels)
Groenten	50-100 gram (1-2 opscheplepels)	100-150 gram (1-2 opscheplepels)	150-200 gram (3-4 opscheplepels)	200 gram (4 opscheplepels)
Vlees, vis, kip, ei of vegetarisch	60 gram	60-80 gram	80-100 gram	100 gram

Producten	1-3 jaar	4-8 jaar	9-13 jaar	14-18 jaar
bakvet	15 gram (1 eetlepel)	15 gram (1 eetlepel)	15 gram (1 eetlepel)	15 gram (1 eetlepel)

Kant-en-klaar?

Kies je toch eens voor een kant-en-klaarmaaltijd? Zorg dat je een goede keuze maakt met de volgende tips: 500-700 kcal per eenpersoonsportie, weinig verzadigd vet, minimaal 10 gram vezels, minimaal 150 gram groenten. De hoeveelheid vezels en groenten is in de praktijk vaak onvoldoende. Een rauwkostsalade of groenten uit pot, blik of diepvries erbij lost het op.

Aan tafel!

- Gebruik de maaltijd aan de eettafel en houd je aandacht bij het eten. Laat je niet afleiden door de tv of het lezen van de krant. Zo geef je kinderen trouwens ook het goede voorbeeld.
- Probeer een maaltijd vijftien tot twintig minuten te laten duren. Je kunt een wekkertje gebruiken om jezelf dit aan te leren. Onderzoek eerst eens hoe lang je over het eten doet. Zet daarna je wekkertje steeds twee minuten verder tot je uiteindelijk op zo'n twintig minuten uitkomt. Gebruik altijd je bestek, dit helpt je om langzamer te eten en kleinere hapjes te nemen.
- Eet hap voor hap. Leer jezelf om tien keer op één hap te kauwen. Neem pas een volgende hap als je de vorige doorgeslikt hebt. Leg regelmatig je bestek even neer. Nee, beter nog; ruil je bestek eens in voor eetstokjes. Proef wat je eet en geniet van wat je zelf of een ander voor je heeft klaargemaakt.

Nog hulp nodig?

Een diëtist kan je helpen met informatie over bereidingswijzen, geschikte producten, lekkere en gezonde recepten. Voor doordeweekse dagen en speciale gelegenheden en voor ieders budget. Ben je geen viseter (en je kinderen ook niet)? Dan weet ze hoe je toch de benodigde onverzadigde visvetten op een andere manier binnen kunt krijgen, zodat je profiteert van de gunstige gezondheidseffecten.

Verleidingen weerstaan   4

4.1 Bepaal zelf je portiegrootte

De grootte van een portie wordt voor een groot deel bepaald door de fabrikant, samen met de verkoper. Zo verdienen ze dan ook goed aan jou. Maar je kunt deze kennis ook in je voordeel laten werken. Als je de truc door hebt, help je jezelf af te vallen en op gewicht te blijven.

DE VALKUIL VAN DE PORTIEGROOTTE

Steeds groter
Bij alle producten die je koopt, moet je je afvragen wie bepaalt hoeveel je ervan neemt: de verpakking (of portiegrootte) óf jijzelf! Vooral bij de producten die voor je lichaam géén gezonde bijdrage leveren, zoals snacks, snoep, koeken, chocolade, frisdrank en alcoholische dranken. De fabrikanten en verkopers van voeding verkopen de laatste jaren grotere porties dan vroeger. Maar ook borden, glazen en bekers zijn in de loop der jaren groter geworden. Zo wordt er goed aan je verdiend.

Wat is normaal?
De bioscoop is één voorbeeld waar ze grote porties verkopen. Als je gezellig staat te praten in de pauze, of je kijkt naar de film, dan eet en drink je ongemerkt alles op.
Kijk ook eens naar alle andere gelegenheden om je heen, waar je zelf geen eten of drinken mee naartoe mag nemen, zoals pretparken, musea, sportwedstrijden, muziekfestivals.
En wat denk je van snackbars, broodjeszaken en (fastfood)restaurants? Een normale portie noemen ze 'klein', waardoor je het gevoel-

krijgt dat het niet helemaal normaal is als je daarvoor kiest. En dat je een krent bent als je een ander hierop trakteert. Vergis je niet in dit psychologisch effect.

Wat vind je van de dikke hoeveelheid beleg op een broodje dat je koopt bij een broodjeszaak? Laat je niet misleiden door het gezonde beeld dat zo'n broodje geeft; een dikke laag ham of kruidenroomkaas bevat veel calorieën, die je niet nodig hebt.

Misschien vind je zo'n broodje wel duur en dan vind je ook dat je waar voor je geld moet hebben. Zo zit je in een lastige situatie; je koopt een veel te dik belegd broodje, waarvan je vindt dat je hem wel moet opeten, want hij was best duur.

Realiseer je dat het allemaal goed doordachte manieren zijn om zo veel mogelijk aan jou te verdienen. Je gewicht stijgt erdoor en dit kan de verkoper niks schelen.

Onder druk van de regering stellen fabrikanten en verkopers hun producten wel bij, zodat je minder energie binnen kunt krijgen, maar bedenk dat zij er altijd geld aan willen verdienen. Zo maken chipsfabrikanten nu wel chips met minder vet, maar de zakjes blijven even groot.

Terug naar de oertijd

Uit onderzoek blijkt dat hoe groter je portie is, hoe meer je ervan eet. Dit is heel nuttig als je nu zou leven in de oertijd. Toen was voedsel niet makkelijk te vinden. Als je dan toch eens kon eten, was je hele lichaam, met je ogen en neus voorop, erop ingesteld om dan ook meteen zo veel mogelijk te kunnen eten. Je wist immers nooit wanneer je weer iets vond! Je lichaam werkt vandaag de dag nog steeds zo. Alleen nu wil je juist afvallen.

Kinderportie

Bedenk ook dat voor een kind een portie altijd relatief veel groter is en meer energie levert dan voor een volwassene. Maar het kind kan het hebben, denk je misschien, want die is toch in de groei? Toch is het voor de gezondheid van een kind niet goed om juist van de minder gezonde producten zoveel meer te eten. Dit zorgt er in de praktijk voor dat je kind minder trek heeft in de hoofdmaaltijden.

ZO BEPAAL JE ZELF JE PORTIEGROOTTE
- Wedden dat je anders naar de producten in de winkel kijkt? En dat je kritischer naar de bioscoop gaat, nu je dit hebt gelezen?
- Ga je boodschappen doen?
  - Zoek bij voorkeur kleine koekjes uit.

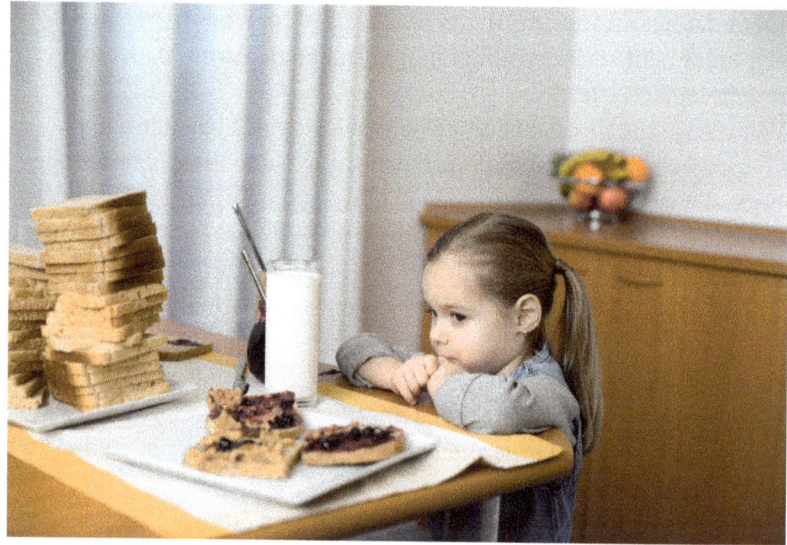

- Een gevulde koek is een flinke koek die ook nog eens veel calorieën levert. Je kunt er best van genieten, maar bepaal zelf hoevéél je ervan eet, in plaats van de bakker.
- Zoek vlees uit op 100 gram per persoon; zo is een pond gehakt voor vijf personen en niet voor vier, en kan je met vier personen drie grote schnitzels delen.
- Neem minimarsjes in plaats van gewone of kingsize. Val niet voor grote (familie)verpakkingen in de aanbieding; hiermee maak je het jezelf alleen maar moeilijker.
- Ga je uit, bijvoorbeeld naar de bioscoop?
  - Kijk dan eerst de kat uit de boom. Hoe groot zijn de porties van de mensen om je heen of achter de toonbank?
  - Neem twee rietjes en deel met iemand een halveliterfles frisdrank. Of kies voor water, light-fris, koffie of thee.
  - Deel je zak chips of portie popcorn met een ander.
  - Of kies iets wat je nog makkelijk mee kan nemen en bewaren voor thuis. Stop dat wat je wilt bewaren ook meteen weg in je tas. Zo voorkom je dat je ongemerkt toch alles opeet tijdens het film kijken.
  - Je kunt natuurlijk ook voorkomen dat je verleid wordt iets te kopen, terwijl je eigenlijk geen trek hebt. Ga niet naar de bar of toonbank en neem een suikervrij kauwgumpje (met xylitol).
- Is een broodje bij de broodjeszaak erg dik belegd? Deel hem met z'n tweeën. Koop een extra droog broodje en verdeel de hoeveelheid beleg.

- Voor een kind is een portie relatief groter dan voor een volwassene en levert dus ook meer energie. Let op bij de minder gezonde producten zoals koek, snoep, chocoladerepen en chips. Kies voor kleine varianten of verdeel een zakje chips over twee kinderen. Houd hier rekening mee, zolang je dit nog kunt beïnvloeden.

4.2 De invloed van reclame

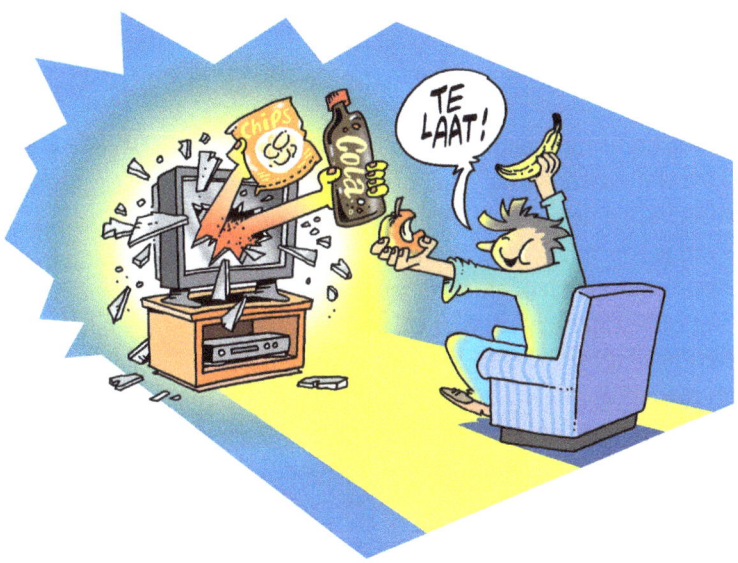

Iedereen wordt door reclame aangezet tot kopen. Reclame geeft je het gevoel dat je bepaalde etenswaren en dranken nodig hebt. Vooral minder gezonde voedingsmiddelen worden onder je aandacht gebracht. Als je weet hoe reclame werkt, kun je jezelf (en je kinderen) er beter tegen beschermen. Dat helpt je af te vallen en op gewicht te blijven.

DE VALKUIL VAN RECLAME

Miljarden
Reclame is een truc van fabrikanten en verkopers om jou het gevoel te geven dat je hun product nodig hebt. Zo willen ze je laten geloven dat het normaal is om veel extra's te eten en te drinken, zodat zij veel van hun product verkopen.
Wereldwijd wordt er per jaar miljarden uitgegeven aan reclame voor

voeding. Denk je dat je ongevoelig bent voor deze reclameboodschappen? Dat er zoveel geld aan wordt uitgegeven geeft overduidelijk aan dat er nog veel meer aan verdiend wordt, dus ook aan jou.
Aan reclame maken gaat grondig psychologisch onderzoek vooraf. Hoe kan de doelgroep het beste worden bereikt? Jij, als persoon, wil namelijk graag geloven dat je iemand bent met een vrije wil. Iemand die zich niet laat beïnvloeden door reclame, maar bewust verstandige keuzes maakt. De manier waarop reclame jou aanzet tot kopen is vooral op onbewust niveau. Daardoor denk je dat je het product koopt omdat jij zelf vindt dat je het nodig hebt.

Overal
Reclame komt via verschillende zintuigen bij je binnen. Het bereikt je op zoveel momenten dat je het op geen enkele wijze kunt vermijden; in winkels, via de radio, tv, reclameborden op straat, via de brievenbus van je voordeur en via de inbox van je e-mail, op het internet, via telefoongesprekken of sms, via frisdrank- en snackautomaten, sponsoring van evenementen, via het laten gebruiken van bepaalde producten in soapseries. Ook zijn voedingsmiddelen (vooral de ongezondere) niet alleen meer in supermarkten te krijgen, maar steeds meer in winkels, die eigenlijk niks met voeding te maken hebben. Denk aan tankstations, meubelzaken, doe-het-zelfzaken, bibliotheken.
We krijgen veel reclame om onze oren over vette, zoete of alcoholhoudende producten, maar heel weinig voor goede producten zoals verse groenten of fruit. Daarnaast worden we gewaarschuwd dat we te dik worden!
Kijk eens kritisch naar damesweekbladen. Aan de ene kant besteden ze veel aandacht aan lijnmethoden maar aan de andere kant aan lekkere en energierijke recepten. De dubbele boodschap in één en hetzelfde blad.

De reclamegevangenis
De supermarkt is onbewuste psychologische oorlogsvoering op z'n best. Alles is erop gericht je een lekker en rustig gevoel te geven. Wie rustig is, staat meer open voor de omgeving, blijft langer binnen en koopt meer. Wie zich prettig voelt staat meer open voor reclame en koopt meer. Hoe doen supermarkten dat?
De winkel is ten eerste makkelijk te bereiken, want parkeren kan vaak in een overdekte garage en is gratis. Als je gehaast binnenkomt, grijpend naar de aanbiedingenfolder, word je rustig gemaakt door de sfeer (vaak met gezellige muziek).
Je belangrijkste probleem is meestal 'wat eten we vanavond?' Deze

vraag wordt direct aan het begin voor je 'opgelost' omdat je eerst de groenteafdeling krijgt. Receptenkaartjes kunnen je een handje helpen. Als je eenmaal weet wat je wilt gaan eten, word je nog rustiger. Vervolgens word je, al dan niet met behulp van de aanbiedingen in de folder, langs alle schappen de winkel door geleid. De kassa blijft daarbij zo lang mogelijk uit het zicht, anders wil je er te snel heen. Onderweg word je verleid door de geur van versgebakken brood en appeltaart. Een gratis kopje versgezette geurende koffie geeft je een prettig gevoel en de rust om na te denken of je nog meer nodig hebt. De plekken in de schappen zijn gekocht door de fabrikanten. Op ooghoogte, aan je rechterhand en op extra goed zichtbare stellingen (bij de koffiehoek bijvoorbeeld) vind je de plekken waar de winkels het meeste aan verdienen. Hier staan de duurste merken en de huismerken. Je moet bukken voor de goedkopere merken.

Kinderen zijn gevoeliger voor reclame dan volwassenen. Ze hebben tegenwoordig meer invloed dan vroeger op wat hun ouders kopen en mogen vaak zelf ook geld uitgeven. Kinderen worden verleid door lekkers met hun eigen helden op de verpakking. Deze staan op hun ooghoogte geplaatst in de winkel.

Wij zijn gek op aanbiedingen, dat geeft ons een goed gevoel. En dat weet de winkel goed te uit te buiten. Als een product hoog opgestapeld staat, denk je dat het goedkoper is. Vaak staat de 'oude' prijs doorgestreept, maar kan je dat nog controleren?

Eindelijk bij de kassa aangekomen dacht je dat je alles had. Je wil dan zo snel mogelijk weg. Maar ook hier word je afgeremd door de rij bij de kassa om je te verleiden tot het kopen van aanbiedingen en tussendoorrepen. Slim, want je winkelt omdat je eten nodig hebt. En je hebt wel trek gekregen door alle smakelijk uitziende foto's van eten en die lekkere geuren. Wat je in de kar hebt geladen is in principe voor thuis. Nu heb je eigenlijk wel trek in zo'n chocoladereep!

Oertijdgenen

Elke keer dat je een smakelijke reclame ziet of ruikt, wordt de eetlust met opzet bij jou opgewekt. Verwar dit niet met echte honger, hetgevoel dat je hebt in je maag als je lijf op dat moment eten *nodig* heeft. Eetlust is een, bewuste en onbewuste, behoefte die je krijgt door het zien of ruiken van eten. Dit is ook een normale lichamelijke reactie, die erg nuttig was in de oertijd. Toen had je lichaam baat bij het aanleggen van energiereserves, om periodes van hongersnood te kunnen overbruggen.

Je ogen zeggen stop

Fabrikanten verkopen steeds grotere porties met de boodschap dat je 'meer waar voor je geld hebt'. Denk aan frisdrankflessen en familiezakken chips. We zijn gevoelig voor koopjes. Voor je ogen, zeker 'hongerige', is een lege verpakking een natuurlijke stop. Door de grotere eenpersoonsverpakkingen en -porties eet je er automatisch meer van en word je sneller dik.

Vet en zoet voedsel is goedkoper dan het eten dat wordt geadviseerd, zoals verse groenten, vers fruit, mager vlees en vis. Daarbij zijn de snacks, zoutjes, chips, snoep, koek, cake, taart, alcoholische dranken, kant-en-klaarproducten en -maaltijden de resultaten van uitgebreid smaakonderzoek onder proefpersonen zoals jij. Ze hebben met allerlei geur-, kleur- en smaakstoffen precies het uiterlijk en de smaak gekregen waardoor jij het graag zal gebruiken. Ook zijn ze vaak snel en gemakkelijk in het gebruik.

ZO STA JE KRITISCH TEGENOVER RECLAME

- Kijk met de voorgaande kennis eens op straat om je heen. Herken je de reclametrucs? Kun je er nog meer ontdekken?
- Bekijk met de kennis nu eens reclameboodschappen op tv. Herken je de reclametrucs? Kun je er nog meer ontdekken?
- Loop met deze kennis weer eens door de supermarkt. Herken je de verkooptrucs? Kun je er nog meer ontdekken?
- Als je boodschappen gaat doen, doe dit dan met een gevulde maag. Zo weet je zeker dat je niet iets koopt omdat je lijf honger heeft, maar dat je verleid wordt doordat je eetlust wordt opgewekt. Heb je het dan echt nodig?
- Boodschappen doen met een boodschappenlijst is ook een hulpmiddel om jezelf te helpen impulsaankopen te weerstaan. Ga gericht op je doelen af en kijk zo min mogelijk om je heen.
- Probeer zo veel mogelijk boodschappen in één keer te halen, zodat je maar één, maximaal twee keer per week die winkels in hoeft. Plan al je maaltijden zo veel mogelijk vooruit. Zijn de chips, koekjes en snoepjes halverwege de week op? Jammer dan, volgende week koop je pas weer nieuwe. Duidelijke regels zijn een houvast voor iedereen in het gezin.
- Heb je die extra grote verpakking wel nodig, nu die in de aanbieding is? Of maak je het jezelf (en je andere huisgenoten) thuis alleen maar moeilijker? Trap er niet in!
- Gezondere producten zijn vaak duurder dan ongezonde. Vind je

dat lijnen geld kost? Buk dan eens vaker in de supermarkt voor de onbekendere merken. Deze zijn kwalitatief vaak net zo goed als de duurdere (huis)merken.
- Sta je weer met iets in je handen wat je eigenlijk niet nodig hebt? Doe het product niet in de winkelwagen, maar noteer de prijs op een briefje. Stort thuis het geld dat je uitspaarde in je spaarpotje (zie 1.1 Een beloning kiezen).
- Geef uitleg over reclame aan je kinderen. Leer hen wat het doel is van reclame. Kijk samen naar reclame op tv. Laat ze zelf vertellen wat ze denken dat men wil bereiken.
- Neem je kind mee de supermarkt in en laat ze de verkooptrucs ontdekken.
- Betrek de kinderen bij het koken van gezonde maaltijden. Leg ze uit waarom goed eten belangrijk is voor je lichaam. Praat over wat gezond is en wat niet. Neem ze mee boodschappen doen en laat ze zelf de goede producten uitkiezen. Laat je geen schuldgevoel aanpraten als ze zeuren om lekkere ongezonde producten.
- Geef je kinderen het goede voorbeeld.
- De uitbreiding van de invloed van reclame die gericht is op kinderen wordt gelukkig ook door de overheid aan banden gelegd.

4.3 Nachtelijk koelkast bezoek

Plunder je 's nachts de keuken, omdat je niet kunt slapen van de honger? Dan kan je heel wat extra energie binnenkrijgen. Als je hiermee stopt, help je jezelf met afvallen en op gewicht te blijven. En je slaapt weer beter op de koop toe!

Als je 's nachts gewoon doorslaapt is er geen probleem en kan je door naar een volgend onderdeel.
Als je 's nachts wakker wordt en je maag rommelt, is dat een heel vervelend gevoel. Door dan iets te eten of te drinken kan je tenminste weer rustig verder slapen. Misschien heb je het wel eens geprobeerd hiermee te stoppen en gemerkt dat dat heel moeilijk is. Dat klopt.
Ben je toch nieuwsgierig naar hoe je langzaam van deze gewoonte af kunt komen, zodat je makkelijker gewicht verliest, lees dan verder.

DE VALKUIL VAN 'S NACHTS ETEN EN DRINKEN

Hoe kwam het?

Weet je nog hoe het begon? De gewoonte om 's nachts te gaan eten en/of drinken?

Misschien begon het ermee dat je 's nachts wakker werd van geluid of omdat je je zorgen maakte. En als je een tijdje wakker lag, ging je uit bed. Je zocht wat afleiding of troost. Je kreeg trek of het gevoel dat je honger had. Dus je nam wat te eten of te drinken.

> 's Nachts is je maag-darmkanaal, net als jij, in rust. Je maag is leeg. Als je 's nachts toch je bed uitkomt, zal je maag ook aan de slag gaan. Hij zal zich samenknijpen en een hongersignaal afgeven. Dat is logisch.

Langzamerhand werd het een gewoonte. Nu moet je voor je gevoel wel 's nachts eten, anders kan je niet meer slapen. Maar je merkt ook dat deze gewoonte, bij het afvallen niet meer meehelpt. Op deze manier kan je namelijk aardig wat calorieën extra binnenkrijgen.

Wat is het voordeel?

Als je iets niet kan doen volgens je gewoonte, zal het voelen alsof je iets mist. Je krijgt er behoefte aan, alsof je lichaam het nodig heeft. Je verstand zegt wel dat het een slechte gewoonte is, maar meestal vóelt de gewoonte niet als slecht. Je doet het namelijk niet voor niets al zo lang. Je hebt er een bepaald voordeel van, bijvoorbeeld afleiding of troost.

Omdat gewoonten in onze hersenen vastliggen, kan het moeilijk zijn om ervan af te komen. Als je probeert te stoppen met zo'n gewoonte voel je je onrustig of geïrriteerd. Vooral de gewoonten, waarvan ook de voordelen nu nog steeds gelden.

Als je wilt stoppen met 's nachts te eten, omdat je dan beter afvalt, zal dat in het begin moeilijk gaan. Je mist dan namelijk de troost of de afleiding die je hiervan krijgt. En op een zwak moment, als je de troost of afleiding juist nodig hebt, zal je al snel denken: laat dat afvallen maar even zitten.

Om van deze gewoonte af te komen, is dus veel doorzettingsvermogen nodig. En je zal moeten zorgen voor een vervangende, betere gewoonte. Als je er een tijdje heel bewust aan werkt, dan zal een oude gewoonte na verloop van tijd slijten.

Als je veel stress hebt, zal je merken dat je helemaal aan je gewoonten hangt. Of dat afgeleerde gewoonten weer terugkomen. Je hebt dan namelijk al je aandacht nodig voor datgene wat jou zoveel stress oplevert. Alles wat je lijf op de automatische piloot kan doen, zal hij ook doen. Weet dat dit een normale manier van je lijf is, om te overleven. Zo hoef je jezelf dus geen slappeling te vinden, maar kan je juist begrip voor jezelf opbrengen.

ZO STOP JE MET 'S NACHTS ETEN EN DRINKEN

- Zorg ervoor dat je overdag regelmatig en voldoende hebt gegeten en gedronken.
- Bedenk goed waar de behoefte om 's nachts te eten en/of te drinken vandaan komt.
- Bedenk welk voordeel je haalt uit deze gewoonte; is het troost, afleiding, ontladen van frustratie?
- Welke nieuwe, gezondere gewoonte zou je ervoor in de plaats willen hebben, zodat het geen negatieve invloed meer heeft op je gewicht?
- Probeer eerst stapsgewijs je nieuwe gewoonte uit.
- Laat stapsgewijs je oude gewoonte los: vervang de energierijke dingen die je 's nachts neemt eerst door minder energierijke. Ben je hier goed aan gewend, minder dan in hoeveelheid. Ben je hieraan gewend, neem dan alleen nog maar drinken en niet langer iets te eten. Lukt dit goed, drink dan alleen nog water. De laatste stap is ook dit af te bouwen.

Nog hulp nodig?
Heb je moeite met het bedenken welke gewoonten het lijnen in de weg zitten? Is het moeilijk om goede nieuwe gewoonten te verzinnen? Vind je het moeilijk om je gewoonten echt te veranderen? Schakel dan helpers in. Denk aan een diëtist, een psycholoog of gedragstherapeut.

4.4   Alcoholische dranken

Dranken met alcohol gebruik je waarschijnlijk voor de gezelligheid. Tijdens een feestje, het uitgaan of een etentje. Of na een dag hard werken. Omdat dranken met alcohol veel energie leveren en snel je lichaam kunnen schaden, help je jezelf door er bewust mee om te gaan.

Wil je dit onderdeel overslaan? Bijvoorbeeld omdat je niet veel

alcohol drinkt? Of omdat je er niet bij na wilt denken tijdens etentjes, uitgaan of feestjes? Hoort alcohol drinken gewoon bij zakendiners? Of vind je dat je al veel moet laten om af te vallen en wil je daarom alcohol niet ook nog minderen?
Lees dan toch nog even door, zodat je erna kunt beslissen of je dit onderdeel zal oppakken of niet.

Drink je nooit alcohol?
Heel goed, want dat kun je het beste zo houden. Het is zeker niet aan te raden ineens wel alcohol te gaan gebruiken, om het risico om dood te gaan aan hart- en vaatziekten of op diabetes type 2 te verkleinen. Je haalt veel meer winst uit het stoppen met roken, gezond eten en meer bewegen. Trouwens, een glas alcohol levert al gauw zo'n 100 kcal en verder geen andere belangrijke voedingsstoffen. Wees blij dat je dat dus niet binnenkrijgt.

DE KRACHT EN DE VALKUIL VAN DRANKEN MET ALCOHOL

De eetlust neemt toe
Als je alcohol drinkt wordt dit zeer snel door je maag en darmen opgenomen in je bloed en komt zo snel overal in je lichaam. Alcohol op zich geeft geen signalen dat je vol zit. Integendeel, als je alcohol drinkt vóór het eten wekt het juist de eetlust op. Alcoholische dranken doen dat uiteindelijk wel, omdat er ook koolhydraten in zitten en soms prik.
Alcohol heeft vooral effect op je zenuwen en hersenen, waar het verdovend werkt. Door de lever wordt alcohol weer afgebroken. Het afbreken van een glas alcohol duurt ongeveer anderhalf uur. Dit kan je op geen enkele manier versnellen. Het maakt ook niet uit wat voor drank je neemt. Een glas bier, een glas wijn en een borrel bevattenongeveer evenveel alcohol. Dat komt omdat het glas kleiner wordt naarmate de alcoholhoeveelheid van de drank hoger is. Hoe meer alcohol je in korte tijd drinkt, hoe groter het effect. Als je alcohol op een nuchtere maag drinkt stijgt de hoeveelheid sneller in je bloed en merk je ook een sterker effect. Vrouwen zijn over het algemeen lichter in gewicht dan mannen en hebben relatief meer vet en minder vocht in hun lichaam, waardoor de effecten van alcohol bij hen ook groter zijn.
Bij gebruik van weinig alcohol voel je je, door het verdovende effect,

meer ontspannen, kun je daardoor makkelijker praten en maak je makkelijker contact met anderen. Erg fijn in onzekere situaties, zoals op een feestje of bij het uitgaan.

Als je meer drinkt maakt alcohol je onverschilliger en minder geremd. Bij te veel alcohol kun je minder goed bewegen en gaat je concentratie sterk achteruit.

Te veel alcohol is slecht voor je lichaam. Bepaalde hulpstoffen (vitaminen en mineralen) worden minder goed opgenomen in je lichaam. Je lever, je pancreas, je darmwand, je centrale zenuwstelsel en je hartspier kunnen beschadigd raken. Je hebt meer kans op hoge bloeddruk, hersenbloedingen en bepaalde vormen van kanker. Je geheugen kan blijvend worden aangetast. Ook kan je met jezelf en met anderen in de knoop komen te zitten. Dit treedt al op bij regelmatig gebruik van meer dan drie glazen per dag.

Beschermend effect

Uit onderzoek komen sterke aanwijzingen dat een regelmatig gebruik van matig alcohol (10 tot 20 gram per dag) door oudere mannen en vrouwen (na de menopauze) het risico om dood te gaan aan hart- en vaatziekten verkleint. Dit komt onder andere omdat het goede cholesterol (HDL) in je bloed erdoor stijgt. Ook wordt het risico op diabetes mellitus type 2 verminderd (doordat de insulinegevoeligheid verbetert). Het maakt hierbij niet uit welke alcoholische drank je neemt en of je het drankje tijdens de maaltijd neemt of niet. Deze onderzoeksresultaten gelden niet voor jongeren, omdat zij een zeer kleine kans hebben op hart- en vaatziekten.

Trouwens, ook in andere voedingsmiddelen, zoals thee, chocolade, groente en fruit vind je stoffen waaraan ze beschermende effecten toekennen. Daarom hoef je echt geen alcohol te gaan gebruiken als je het nooit drinkt. Om de kans op diabetes type 2 en doodgaan ten gevolge van hart- en vaatziekten te verkleinen haal je dan veel meer winst uit het stoppen met roken, gezond eten en meer bewegen.

Regelmatig matig

De Gezondheidsraad denkt dat er voor volwassenen niet veel nadelige gevolgen hoeven te zitten aan matig alcoholgebruik. Voor mannen is het advies niet meer dan 20 gram per dag te gebruiken. Voor vrouwen is dit maximaal 10 gram per dag. Voor mannen zijn dit twee glazen en voor vrouwen een glas per dag. Hiermee worden standaard gevulde glazen bedoeld. Als je alcohol gebruikt, doe dit dan regelmatig, want piekgebruik is voor je gezondheid en ter verkleining van het sterfterisico aan hart- en vaatziekten niet goed.

Aan alcohol kan je erg makkelijk verslaafd raken, waardoor je snel te veel gebruikt. En alcoholische dranken leveren veel energie, zo'n 100 kcal per glas. Als jij nooit alcohol gebruikt is het ook om deze reden zeker niet aan te raden dat nu wel te gaan doen. En als je heel soms alcohol drinkt is het dus ook geen reden om vanaf nu dagelijks te gaan drinken.

Jongeren
Kinderen en jongeren onder de achttien jaar kunnen beter helemaal geen alcohol gebruiken. Kinderen raken sneller verslaafd aan veel alcoholgebruik. Dezelfde hoeveelheid alcohol zal een veel groter effect hebben op het lichaam van een kind of jongere dan op een volwassene. Veel alcohol in één keer tegelijk drinken kan erg schadelijk zijn omdat het lichaam van een kind niet zoveel alcohol in één keer kan verwerken. Hun lichaam is kleiner en nog niet volgroeid. Hun sterfterisico stijgt, ook al bij hoeveelheden van een à twee glazen per dag, ten gevolge van verkeersongevallen en agressief gedrag. Er zijn geen veilige grenzen voor het drinken van alcohol door jongeren onder de achttien jaar.

Effect op de baby
Als je zwanger wil worden, zwanger bent of borstvoeding geeft, kan je alcohol ook beter helemaal laten staan. Als je drinkt terwijl je zwanger bent, komt de alcohol via je bloed ook in het lichaam van je ongeboren kind. Voor de ongeboren baby is het zeer moeilijk deze giftige stof af te breken. Hierdoor kan je kindje een lager geboortegewicht en kleinere hersenen krijgen. Bij veel drinken kunnen er nog ernstigere afwijkingen ontstaan.
Als je borstvoeding geeft, komt de alcohol die je drinkt via de moedermelk bij je baby terecht.

ZO BEN JE MATIG MET ALCOHOL
- Maximaal twee glazen voor mannen en een glas voor vrouwen perdag. Dit is wat bedoeld wordt met matig drinken, om het beschermende effect van alcohol te hebben op het krijgen van diabetes type 2 en op doodgaan ten gevolge van hart- en vaatziekten. Gebruik hiervoor standaard gevulde glazen, zodat je zeker weet dat een glas maximaal 10 gram alcohol bevat. Een glas bier levert dan evenveel alcohol als een glas jenever en een glas wijn.
- Voor de bescherming tegen diabetes type 2 en hart- en vaatziekten

maakt het niet uit of je bier of wijn drinkt. Uit de vele onderzoeken die over de hele wereld zijn gedaan, zijn geen bewijzen gevonden die aantonen dat wijn beter zou zijn dan bier of andersom.
- Dagelijks drinken verhoogt wel het risico op gewenning. Neem daarom zeker twee dagen per week geen alcoholische dranken.
- Als je gewend bent minder te drinken dan bovenstaande hoeveelheden, is het geen reden om meer te gaan drinken. Alcoholische dranken leveren veel energie (zo'n 100 kcal per glas), en je wilt juist op je gewicht letten!
- Voorkom piekgebruik zoals door de weeks geen alcohol en in het weekend zeven tot veertien glazen. Dit is juist schadelijker voor je lichaam.
- Bij gebruik van weinig alcohol voel je je, door het effect van alcohol op je hersenen, meer ontspannen, kun je daardoor makkelijker praten en maak je makkelijker contact met anderen. Erg fijn in onzekere situaties, zoals op een feestje of bij het uitgaan. Als je meer drinkt maakt alcohol je onverschilliger en minder geremd. Je zal dan makkelijker je goede voornemens laten varen, waardoor je meer drinkt dan je van plan was.
- Als je alcohol wilt drinken, doe het dan niet voor het eten, want dan wek je de eetlust juist op. Door het tijdens de maaltijd te nemen, voorkom je dit effect.
- Tips voor op een feestje:
  - Je kunt tot een bepaald tijdstip, bijvoorbeeld 23.00 uur, alleen maar koffie en thee zonder suiker, water of light-fris drinken. Hierna neem je dan één of twee alcoholische drankjes.
  - Drink bijvoorbeeld om en om een glas alcohol en een paar glazen water of light-fris.
  - Drink wijn in plaats van bier. Niet omdat een glas wijn minder energie of minder alcohol bevat, maar omdat het normaal is dat je met een glas wijn lang doet (in tegenstelling tot een glas bier). Zo valt het minder op als ze alweer het zoveelste rondje aanbieden.
  - Bied je aan als de BOB.
- Geef kinderen het goede voorbeeld. Kinderen leren het meest door af te kijken van hun ouders. Drink niet of weinig waar de kinderen bij zijn. Bied zelf niet actief alcohol aan jongeren aan.

Nog hulp nodig?

Als je er behoefte aan hebt, kan je met je huisarts over je alcoholgebruik praten.

Een diëtist kan je helpen goed inzicht te krijgen in de hoeveelheid die je gebruikt.

4.5 Eetbuien

Als je lijnt kan je last krijgen van eetbuien. Van eetbuien val je nooit af en het maakt je ongelukkig. Help jezelf van deze eetbuien af te komen.

> Vraag je je af of je eetbuien hebt? Lees dan verder om hierachter te komen. Je leert ook hoe ze ontstaan en welke gevolgen ze hebben.
> Heb je geen last van eetbuien? Heel fijn! Dan kan je door naar een volgend onderdeel.

DE VALKUIL VAN EETBUIEN

Wat is een eetbui?
Een eetbui heb je als je in korte tijd grote hoeveelheden voedsel eet. Na het eten ervan heb je het idee dat je hebt gefaald en dat je al dat voedsel niet had mogen hebben. Eén keer een eetbui is eigenlijk geen eetbui. Van echte eetbuien spreek je dus pas als je ze vaker hebt.
Wat je eet kunnen vooral producten zijn die je eigenlijk juist niet wil nemen omdat je aan de lijn bent, zoals vette en zoete dingen. Het kan ook zijn dat het je niet eens meer kan schelen wat je neemt. Misschien eet je wel van alles door elkaar. En eet je het zo snel op, dat je het nauwelijks proeft. Als je een verpakking openmaakt, kan je doorgaan tot die leeg is. Je zoekt in alle kastjes om eten te vinden. Je kunt ook eten verstoppen, om het later ongezien op te eten.
Als je te veel hebt gegeten, ga je vaak door, omdat je het idee hebt dat het dan toch allemaal niet meer uitmaakt. Misschien krijg je zelfs last van je maag, maar ga je nog door, totdat je je echt niet lekker meer voelt. Je hebt ook het gevoel dat je niet kunt stoppen met eten; je verliest de controle over jezelf.

Spanningen
De eetbuien ontstaan meestal als je alleen bent, bijvoorbeeld 's avonds of 's nachts. Eetbuien treden vaak op als je gespannen bent. Gespannen omdat je ruzie hebt, verdrietig of teleurgesteld bent. Omdat je ergens geen zin in hebt of tegenop ziet. Als je gewicht op de

weegschaal tegenvalt of je had een etentje waar je toch al te veel hebt genomen. Vrouwen kunnen voordat ze ongesteld worden extra last hebben van eetbuien. Als je niet lijnt heb je er geen of minder last van. Verdoe je veel van je tijd met eten en denken over eten? Besta je voor je gevoel uit twee personen; de ene die naar de kastjes loopt en de ander die steeds zegt: 'Doe dat toch niet'? Voel je jezelf tekortschieten als ouder of partner, omdat je altijd met eten bezig bent? Heb je na een eetbui ontzettende spijt, ben je boos op jezelf, voel je je een slappeling of erg schuldig, heb je een afkeer van jezelf, voel je je depressief en uitgeput?

Hoe werkt een eetbui?
Van streng lijnen krijg je honger. Dat is een normale reactie van je lijf. Om ervoor te zorgen dat jij weer gaat eten om aan de benodigde energie en bouwstoffen te komen, zet je lijf echt alles in het werk. En daar kan je met je wilskracht nooit tegenop. Je hersenen en de rest van je lichaam zorgen ervoor dat je steeds aan eten moet denken, zodat je het zal kopen, klaarmaken én opeten.

Eetbuien hebben ook een emotionele kant. Als je gewend bent te eten om spanning kwijt te raken of om jezelf met eten te belonen, liggen eetbuien ook meer op de loer.

Deze eetbuien zijn vaak planbaar; je maakt er als het ware tijd voor.

Eetbuien komen meestal weer terug, omdat je in een negatieve spiraal belandt. Na een eetbui voel je je vaak erg rot. Je neemt jezelf voor om weer streng te lijnen of te vasten.

Sommigen kiezen voor maatregelen om het voedsel snel kwijt te raken, door te braken of diarree op te wekken. Als je dit vaak doet is dat erg schadelijk voor je lijf. Je krijgt vocht, vitamine- en mineralentekort. Dit kan leiden tot vermoeidheid, buikpijn, hoofdpijn, bloedarmoede, problemen met je menstruatie, spierkrampen, hartproblemen, uitdroging en nierbeschadiging. Aan laxeermiddelen kan je verslaafd raken. Bij veelvuldig braken kan je tandglazuur verdwijnen en kun je last krijgen van keelpijn en heesheid.

> Eetbuien en erna vasten, overgeven of laxeren, helpen je niet om af te vallen of op gewicht te blijven. Ze werken alleen het jojo-effect in de hand. Ze maken je ongelukkig en ongezond.

ZO STOP JE MET EETBUIEN

Het stoppen met eetbuien doe je niet alleen. Hiervoor heb je je krachtteam nodig. Begin bij je huisarts. Hij of zij kan je verder helpen en eventueel andere helpers inschakelen, zoals een psycholoog en een diëtist. Met de hierna volgende tips kan je alvast zelf starten.

- Heb je goed begrepen wat eetbuien zijn, hoe ze worden veroorzaakt en wat ze tot gevolg hebben?
- Wat is bij jou een trigger voor een eetbui? Te weinig eten/te streng lijnen of emoties zoals verdriet, boosheid, eenzaamheid of beide?
- Welk prettig gevoel heb je bij een eetbui, ondanks het rottige gevoel dat een eetbui altijd nalaat? Het bijhouden van een dagboekje kan je hierbij helpen. Als je de oorzaak weet, kan je er pas iets aan doen!
- Zorg ervoor dat je regelmatig goede en gezonde maaltijden eet. En dat je voldoende eet om je lichaam aan de gang te houden. Zo voorkom je dat echte lichamelijke honger een eetbui op kan wekken.
- Spreek met jezelf af om af en toe wel iets lekkers te nemen, bijvoorbeeld twee keer per week; een keer door de week en een keer in het weekend of op een verjaardag.
- Zorg ervoor dat altijd alle etenswaren uit het zicht zijn opgeborgen.
- Zorg ervoor dat er geen of zo min mogelijk etenswaren in huis of je omgeving zijn, die je het liefste pakt bij een eetbui.
- Verzin andere leuke dingen om te doen, in plaats van een eetbui. Afleiding is een heel goed hulpmiddel. Bel iemand op, ga een blokje om, lezen, strijken, nagels lakken, een spelletje spelen. Of doe iets waar je al heel lang geen tijd voor had. Het maakt niet uit, als het je gedachten maar kan verzetten!
- Een drang om te gaan snaaien neemt eerst toe, tot een heel heftig gevoel, maar na een tijdje neemt dit gevoel *altijd* weer af. Voel je een eetbui aankomen, stel hem dan uit. Zet een wekkertje op dertig minuten of ga tijdelijk iets anders doen. Is de tijd om, dan is meestal de eetbui niet meer nodig.
- Schakel je helpers in. Als je denkt dat je meer eet dan een ander normaal zou vinden, check dit dan bij een objectieve deskundige, een diëtist. Ook hier kan een dagboekje behulpzaam zijn. Zij kan je ook verder op weg helpen om van de eetbuien af te komen.
- Om de eetbuien voorgoed gedag te zeggen heb je extra hulp nodig. Een eetbui is geen goede manier om 'emotionele honger' op te lossen. Je kunt er met je huisarts of een psycholoog over praten.

Eerste hulp na een eetbui

Ondanks alle goede voorbereidingen en voornemens toch een eetbui gehad? Voel je je schuldig of een slappeling? Trap niet in je eigen 'zie je nou wel, dat wordt nooit wat!'.

Het doorbreken van gewoonten is voor elk mens moeilijk. Dit komt omdat gewoonten een natuurlijke manier zijn voor je lichaam om te overleven. Zeker als gewoonten ervoor zorgen dat spanning afneemt, zoals eetbuien voor je doen. Wennen aan andere manieren van stress aanpakken kost oefening en tijd. Gun jezelf die tijd en oefening en gun jezelf ook alle hulp die je daarbij nodig hebt.

Stel je voor dat een goede vriend of vriendin in jouw schoenen zou staan. Je hebt het beste met hem/haar voor en je steunt hem/haar altijd. Welk advies zou je geven, als hij/zij deze gedachte had?

Wat gebeurd is, is gebeurd. Pak de draad weer op en wees mild voor jezelf. Stel aan jezelf niet de eis om dit nooit meer te laten gebeuren. Dat is niet reëel.

Eerste hulp bij...

5.1 Eerste hulp bij een etentje

Een etentje voor de gezelligheid of als onderdeel van je werk. Als je aan de lijn denkt, ga je uit eten met dubbele gevoelens. Ben jij zo iemand die na een etentje standaard een paar kilo aankomt en heb je er geen vertrouwen meer in dat dat anders kan? Met tips en trucs help je jezelf te lijnen of op gewicht te blijven.

DE VALKUIL VAN ETENTJES

Morgen lijn ik wel weer
Een etentje is een ultieme uitdaging als je aan je gewicht werkt. Het is alsof je in het hol van de leeuw kruipt. Je zintuigen worden optimaal geprikkeld. De gezelligheid laat je meer eten. En als je voor je gevoel te veel hebt gegeten, laat je de goede voornemens helemaal varen. Wat maakt het immers dan nog uit?

Allemaal vet?
Is er bij jou na zo'n avond een paar kilo bij? Trap niet in de valkuil dat dit allemaal kilo's vet zijn! Dat is namelijk zeer onwaarschijnlijk. Om 1 kilo vetweefsel erbij te krijgen moet je 7000 kcal extra eten en/of drinken. Voor 2 kilo extra is dat 14.000 kcal. De hoeveelheid energie, die je met alles wat je eet en drinkt op een hele dag binnenkrijgt, ligt rond de 2000 kcal. Het is dan vrij onwaarschijnlijk dat je op één zo'n avondje meer dan drie of zes keer zoveel binnenkrijgt! Geloof je het niet?
Om 7000 kcal binnen te krijgen moet je het volgende eten: 1 kom tomatencrémesoep, 500 gram patat, 500 gram groente, 1 kilo gepaneer-

de en in boter gebakken schnitzel, 1/2 liter roomsaus, 1 liter rode wijn en 8 bollen roomijs met chocolade. Dan kom je 1 kilo vetweefsel aan. Als je dubbel zoveel eet is het 2 kilo.

Wat is het dan wel?

Als die paar kilo extra op de weegschaal geen vetweefsel kan zijn, wat is het dan wel? Een deel van die kilo's is water. Dit komt omdat je meer zout hebt binnengekregen en daardoor wat water vasthoudt. Dit raak je in de loop van de week weer kwijt. Ook zal er nog wat extra aan voedsel in je darmen zitten. Ook dit gaat er vanzelf weer uit.
Je zult zeker meer hebben gegeten en gedronken, dus meer energie hebben binnengekregen, dan als je was thuisgebleven. Hier zal je lichaam ook meer vetweefsel van maken. Maar 1 à 2 kilo vetweefsel kan het echt niet zijn.

ZO OVERLEEF JE EEN ETENTJE

Voorbereiding

- Eet niet overdag zo weinig mogelijk, zodat je tijdens het etentje meer kunt nemen! Hiermee help je jezelf absoluut niet om af te vallen of om op gewicht te blijven. Niet luisteren naar lichamelijke (maag)honger zorgt ervoor dat je lijf zal reageren alsof het in hongersnood verkeert. Tijdens het etentje zal je lichaam alles op alles zetten om weer voldoende binnen te krijgen. Eet overdag dus gewoon gezond en regelmatig.
- Pak je agenda er eens bij. Heb je de komende periode veel of weinig etentjes? Concentreer je op de eerstvolgende keer dat je een etentje hebt.
- Lees alle tips vooraf door en besluit welke je gaat toepassen.
- Vaak ga je later eten dan dat je thuis zou doen; eet dan thuis iets kleins vooraf, bijvoorbeeld wat fruit, rauwkost of een handje noten. Zo voorkom je dat je met een rammelende maag de menukaart moet bekijken en je meer kiest dan je eigenlijk zou willen.
- Stop zoetjes in je tas.

Algemene tips

- Kies ervoor om één gang minder te nemen.
- Gebruik bij voorkeur energiearme dranken zoals (mineraal)water, koolzuurhoudend water, light-fris, tomatensap, koffie of thee zonder suiker.
- Liever een glas wijn en een fles water, dan een fles wijn.

- Als je alcohol wilt drinken, doe het dan niet vóór het eten, want dan wek je de eetlust juist op. Door het tijdens de maaltijd te nemen, voorkom je dit effect.
- Besef dat als je alcohol drinkt, je je dan losser zal gaan voelen. Je zal dan makkelijker je goede voornemens laten varen, waardoor je van jezelf baalt na het etentje. Alcoholische dranken leveren naar verhouding veel energie.
- Vermijd kaasgerechten.
- Kies gegrild of geroosterd vlees, wild of gevogelte en vermijd gepaneerd vlees.
- Kies gegrilde of gepocheerde vis en vermijd gebakken en gepaneerde vis.
- Kies bij voorkeur gekookte of gepofte aardappel en vermijd gebakken of gefrituurde aardappel.
- Neem naar verhouding minder van de aardappelen/rijst/pasta en meer van de groenten of salade. De gerechten die op tafel verschijnen bevatten vrijwel altijd weinig groenten en meer aardappelen/rijst/pasta.
- Probeer zo veel mogelijk groenten te nemen; bestel een salade of extra groenten bij je hoofdgerecht.
- Sauzentips: vermijd mayonaise-achtige sauzen en ga voor mosterd, rode sauzen of chutney. Laat vette saus over het gerecht zo veel mogelijk liggen.
- Bedenk je: niet alles hoeft op!
- Neem bij een buffet niet te veel in één keer op je bord. Zo moet je elke keer weer beslissen of je nog een keer op zal scheppen.

Tips voor het voorgerecht
- Stokbrood vooraf? Liever met niks of tapenade erop, dan met kruidenboter.
- Energiearme voorgerechten zijn bijvoorbeeld: meloen met ham (snijd de vette randjes eraf), heldere soep of bouillon, salade, carpaccio, iets met vis, gerookte gevogeltefilet, of mager vlees.

Tips voor het nagerecht
- Koffie of thee in plaats van een nagerecht.
- Of kies voor iets met fruit, of sorbetijs (in plaats van roomijs).
- Vermijd de slagroom.
- Neem voor de zekerheid je eigen zoetjes mee voor in de koffie of thee.

Achteraf
Heb je minder genomen dan je eigenlijk van plan was? Doe het geld dat je hiermee uitspaarde in je spaarpotje!

Restauranttips
In Japanse restaurants of wokrestaurants kan je heel gemakkelijk lekker, gezond en mager eten.

Nog hulp nodig?
Bespreek het eerstvolgende etentje voor met een diëtist. Zij kan je nog gerichter tips geven, als je weet wat je daar te wachten staat. Ook goed om achteraf te bespreken hoe het ging. Welke tips vond je werkbaar en welke niet? Zo word je er steeds beter in.

5.2 Eerste hulp bij feestjes

Gezellig, een feest! Maar hoe weersta je al dat lekkere eten en drinken als je lijnt of op gewicht wilt blijven? Gelukkig kan je met een goede voorbereiding en de juiste tactiek de verleidingen op een feest of tijdens het uitgaan moeiteloos leren doorstaan.

DE VALKUIL VAN FEESTJES

Verleidingen
Al gaat het lijnen nog zo goed, uitgaan of een feestje bezoeken is de kat op het spek binden. Er is altijd veel, lekker eten en drinken te vinden. Je ruikt het bier, de pindasaus en de frituurhapjes. De bakjes chips staan voor het grijpen of men komt langs om je wat lekkers aan te bieden. Er is veel zorg aan besteed en men gunt het je ook zo graag! De hele sfeer is los en gezellig. Als je vol goede voornemens drankjes en hapjes dapper weigert, kunnen mensen verwonderd reageren. Ze zullen misschien een paar keer aandringen, wat voor jou erg moeilijk kan zijn. Je wilt immers best iets lekkers nemen!
Kortom, als je zo goed op weg bent om je eetgewoonten te veranderen, kan een leuk feestje een teleurstelling worden als je daarna op de weegschaal staat.

Allemaal vet?
Is er bij jou na zo'n avond een paar kilo bij? Trap niet in de valkuil dat dit allemaal kilo's vet zijn! Dat is namelijk zeer onwaarschijnlijk. Om 1 kilo vetweefsel erbij te krijgen moet je 7000 kcal extra eten en/of drinken. Voor 2 kilo extra is dat 14.000 kcal. De hoeveelheid energie,

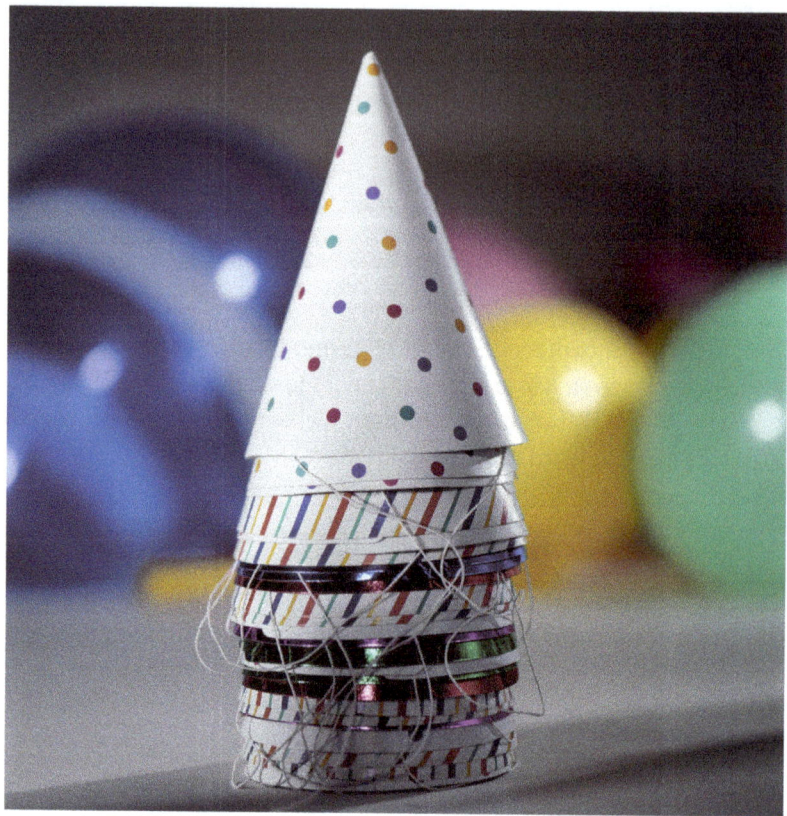

die je met alles wat je eet en drinkt op een hele dag binnenkrijgt, ligt rond de 2000 kcal. Het is dan vrijwel onmogelijk om op één zo'n avondje meer dan drie of zes keer zoveel binnen te krijgen! Moeilijk te geloven? Om 7000 kcal binnen te krijgen moet je het volgende eten tijdens het feestje:

9 punten appeltaart, 1,5 liter frisdrank, 8 bitterballen, 10 vlammetjes, 10 toastjes met kruidenroomkaas, 1 liter rode wijn, 10 toastjes met paté en 10 stukjes stokbrood met kipkerriesalade. Dan kom je 1 kilo vetweefsel aan. Als je dubbel zoveel eet is het 2 kilo.

Wat is het dan wel?

Als die paar kilo extra op de weegschaal geen vetweefsel kan zijn, wat is het dan wel? Een deel van die kilo's is water, omdat hartige hapjes erg zout zijn. Zout houdt tijdelijk water vast in je lichaam. Dit raak je in de loop van de week weer kwijt. Ook zal er nog wat extra aan voedsel in je darmen zitten. Ook dit gaat er vanzelf weer uit.

Je zult zeker meer hebben gegeten en gedronken, dus meer energie hebben binnengekregen, dan als je was thuisgebleven. Hier zal je lichaam extra vetweefsel van maken. Maar 1 à 2 kilo vetweefsel kan het echt niet zijn.

Alles of niets; je doet het nooit goed

Ben je een 'alles of niets'-type, dan zijn feestjes ook lastig als je op je gewicht wilt letten:
Vind je van jezelf dat je toch van alles moet kunnen genieten, zonder dat je rekening houdt met de lijn? Dan baal je achteraf dat je bent aangekomen en voel je je misschien slachtoffer van je lichaam of de lekkere dingen.
Als je jezelf helemaal niets gunt, krijg je ook spijt. Lukt het je namelijk om echt niets te nemen, dan baal je er weer van 'dat je ook nergens meer van mag genieten'. Als je jezelf niets gunt en je houdt het niet vol, dan baal je ook; je voelt je een slappeling dat je hebt 'gezondigd'. Zo doe je het dus nooit goed.

De gulden middenweg

Vraag je bij het bovenstaande af of jij zo'n type bent. En als dat zo is, stel je dan eens voor dat het een goede vriend of vriendin betreft. Wat zou je hem of haar dan adviseren te doen in deze situatie?
Belangrijk is dat je een leuke tijd hebt. Belangrijk is ook dat je na het feestje tevreden kan zijn over wat en hoeveel je hebt gegeten en gedronken. De kunst is om een goede middenweg te vinden. Om zover te gaan als jij dat wil.
Een goede voorbereiding en tactiek zal je hierbij helpen. Het is een kwestie van oefenen, dus ga feestjes er niet voor uit de weg.

ZO OVERLEEF JE EEN FEESTJE

Pak je agenda er eens bij. Heb je de komende periode veel of weinig verjaardagen en andere feestjes? Wanneer ga je uit? Concentreer je op de eerstvolgende keer dat je een feestje hebt of uitgaat. Lees alle voorbereidingstips door die hierna komen en besluit welke je zal toepassen.

Voorbereiding

- Eet niet van tevoren zo weinig mogelijk, zodat je tijdens het feest of uitgaan meer kunt nemen! Hiermee help je jezelf absoluut niet om af te vallen of om op gewicht te blijven. Niet luisteren naar lichamelijke (maag)honger zorgt ervoor dat je lijf zal reageren alsof het in

hongersnood verkeert. Tijdens het stappen of het feest zal je lichaam alles op alles zetten om weer voldoende binnen te krijgen. Eet dus gewoon overdag gezond en regelmatig.
- Als je degene kent die het feest geeft, weet je meestal wel wat voor hapjes en drankjes je kunt verwachten. Bedenk dan wat voor jou moeilijk zal zijn. Bereid je hierop voor.
- Verwacht je een maaltijd te gaan eten op het feest? Eet vooraf iets gezonds dat goed vult. Een lekkere rauwkostsalade geeft je het goede gevoel dat je in elk geval aan je groenten komt, als je verwacht weinig groenten op het feestje aan te treffen.
- Besef dat je zeker iets meer zal eten en drinken, dan als je niet zou gaan. Dus zal het lijnen logischerwijs wat langzamer gaan na zo'n feest. Je zou jezelf ook tekortdoen door niet te gaan; gezellig ontspannen is ook belangrijk!
- Werk niet volgens het 'alles of niets'-principe, want in beide gevallen voel je je ontevreden na een feestje. Leer jezelf wat lekkers te gunnen en ervan te genieten. Maar leer jezelf ook te stoppen. Spreek daarom met jezelf af, vóór het feest, wat je wel en niet zal nemen. Bijvoorbeeld: wel een gebakje, maar geen hartige hapjes of juist andersom. Wel iets drinken maar niet iets eten of andersom.
- Stel, je kiest ervoor wel energierijke hapjes en drankjes te nemen. Bepaal dan van tevoren hoeveel. Bijvoorbeeld drie drankjes en twee hapjes.
- Spreek met jezelf van tevoren af wat en hoeveel je zal drinken. Koffie en thee zonder suiker, water of light-fris kun je natuurlijk onbeperkt nemen. Maar bepaal wel hoeveel vruchtensap, gewone frisdrank en alcohol je zal nemen.
- Je kunt tot een bepaald tijdstip, bijvoorbeeld 23.00 uur, alleen maar koffie en thee zonder suiker, water of light-fris drinken. Hierna neem je dan een paar hapjes of alcoholische drankjes, bijvoorbeeld twee.
- Je kunt vooraf bepalen dat je alleen op bepaalde momenten iets neemt, bijvoorbeeld op elk heel uur of elke derde ronde.
- Drink bijvoorbeeld om en om een glas alcohol en een glas water of light-fris.
- Besef dat als je alcohol drinkt, je je dan losser zal gaan voelen. Je zal dan makkelijker je goede voornemens laten varen, waardoor je van jezelf baalt na het feestje. Alcoholische dranken leveren naar verhouding veel energie.
- Realiseer je dat een feest niet alleen leuk is omdat er voldoende eten en drinken is. Wat het leuk en gezellig maakt, zijn de gesprekken met elkaar.

- Vind je het vervelend om bij het weigeren te moeten zeggen dat je aan het lijnen bent? Verwacht je dan weer een hele discussie over afvallen? Bedenk dan alvast een goed antwoord als je straks iets wil afslaan.
- Je kunt van tevoren je gastheer of gastvrouw om hulp vragen. Wellicht vindt die het fijn om je te kunnen helpen. Bijvoorbeeld door ook wat gezondere hapjes en drankjes te serveren of je niet steeds iets aan te bieden.
- Omdat de verleidingen op een feest zo groot zijn, is het niet gek dat je met de beste wil, voorbereiding en voornemens nog wel verkeerde keuzes maakt. Wees daarom realistisch naar jezelf; dit is een kwestie van oefenen! Het wordt steeds makkelijker.

Tijdens het feestje
- Ga niet dicht bij het eten staan.
- Kies uit de verschillende dingen die worden aangeboden de energiearme hapjes.
- Bied je aan als de BOB.
- Als je iets te eten of te drinken hebt genomen, zorg dan dat er steeds iets overblijft in je glas of op je bordje. Zo kun je altijd zeggen dat je nog iets hebt.
- Drink wijn in plaats van bier. Niet omdat een glas wijn minder energie en minder alcohol bevat, maar omdat het normaal is dat je met een glas wijn lang doet (in tegenstelling tot een glas bier). Zo valt het minder op als je niet zoveel drinkt of als ze alweer het zoveelste rondje aanbieden.
- Als de gastheer of -vrouw je iets aanbiedt wat je niet wilt hebben,maak dan een compliment. Geef aan dat je het jammer vindt dat je moet weigeren, terwijl er zoveel zorg aan is besteed. Door het compliment is een weigering makkelijker te accepteren.
- Soms denken mensen dat je gewoon even overgehaald moet worden om iets te nemen. Weiger op een rustige, vriendelijke doch duidelijke toon. Je kunt zeggen dat je net hebt gegeten, dat je daar geen trek in hebt, of dat je genoeg hebt gehad.
- Neem bij een buffet niet te veel in één keer op je bord. Zo moet je elke keer weer beslissen of je nog een keer op zal scheppen.

Na het feestje
- Welke tips werkten voor jou goed en welke minder goed? Handig om te weten voor het volgende feestje.
- Wees trots op jezelf als je minder hebt genomen, dan dat je normaal op feestjes zou nemen.

- Als je gewicht zakte vóór het feestje, kan je verwachten dat het een tijdje gelijk blijft, voor het weer verder zakt. Als je gewicht al een tijd stabiel was, kan het zelfs tijdelijk licht stijgen. Logisch, want je nam heus wel wat meer te eten en te drinken dan als je niet naar het feest was gegaan.
- Weet je het nog? Omdat de verleidingen op een feest zo groot zijn, is het niet gek dat je met de beste wil, voorbereiding en voornemens toch nog verkeerde keuzes maakt. Wees daarom realistisch naar jezelf; dit is een kwestie van oefenen. Fouten maken hoort erbij en ook nu mag je trots zijn.
- Ging het voor je gevoel helemaal mis? Pas op voor de gedachte dat het dan allemaal niet meer uitmaakt. Dat je net zo goed kan stoppen met lijnen.
- Met één zo'n feest is echt niet alles verloren. Je bent geen mislukkeling omdat je een keer de verleidingen niet kan weerstaan. Wat zou je tegen een goede vriend of vriendin zeggen, als die in dezelfde situatie zou zitten? Dan zou je zeggen: 'Kom op, je kan het, volgende keer beter.' Dat geldt dus net zo goed voor jou!

Nog hulp nodig?
Kun je wel wat steun gebruiken? Plan voor een volgend feest een bezoekje aan de diëtist. Zo kan je samen een goede strategie bedenken en achteraf bespreken hoe het ging.

5.3 Eerste hulp bij visite

'Ik moet wel iets in huis hebben voor de visite.' 'Ik eet het maar op, want het is zonde om weg te gooien.' Is het alsof je jezelf hoort praten? Dan zit dit vast ook het lijnen in de weg.

DE VALKUIL VAN GASTVRIJHEID

Altijd iets lekkers
Als je visite krijgt doe je je uiterste best om gastvrij te zijn. En de manier waarop is meestal door lekkere hapjes en drankjes te serveren. In sommige culturen is dit zelfs een verplichting.
Heb je voor onverwachte visite altijd wat lekkers in huis? Dan maak je het jezelf wel heel lastig als je op je gewicht wilt letten. Op zwakke momenten kan je misschien moeilijk weerstand bieden. Het kan zelfs een excuus worden om altijd wat lekkers bij de hand te hebben. Voor een eetbui bijvoorbeeld.

Nooit goed

Ben je een 'alles of niets'-type, dan is visite ontvangen ook een lastige als je op je gewicht wilt letten.

Vind je van jezelf dat je van alles mee moet kunnen genieten, zonder dat je rekening houdt met de lijn? Dan baal je achteraf vaak toch dat je bent aangekomen en voel je je misschien slachtoffer van je lichaam of de lekkere dingen.

Als je jezelf niets gunt krijg je ook spijt: lukt het je namelijk om echt niets te nemen, dan baal je er misschien van 'dat je ook nergens meer van mag genieten'. Als je jezelf niets gunt en je houdt het niet vol, baal je ook; je voelt je een slappeling omdat je hebt 'gezondigd'.

Zo doe je het dus nooit goed.

De gulden middenweg

Vraag je bij het bovenstaande af of jij zo'n type bent. En als dat zo is, stel je dan eens voor dat een goede vriend of vriendin in jouw schoenen staat. Wat zou je hem of haar dan adviseren te doen in deze situatie?

Belangrijk is dat je een leuke tijd hebt. Belangrijk is ook dat je na je visite tevreden kan zijn over wat en hoeveel je hebt gegeten en gedronken. De kunst is om een goede middenweg te vinden. Om zover te gaan als jij dat wil. Een goede voorbereiding en tactiek zullen je hierbij helpen. Het is een kwestie van oefenen, dus ga visite er niet voor uit de weg.

ZO OVERLEEF JE DE VISITE

- Bedenk dat de visite voor jou komt en niet voor het eten. Als men gewend is om bij jou veel lekkere dingen te krijgen, zal het wel wennen zijn. Voel je je hier niet prettig bij? Bouw dit gerust langzaam af.
- Voor de onverwachte visite kun je dingen in huis halen die je zelf niet lekker vindt, of wat hapjes die je in de diepvries bewaart. Zo maak je voor jezelf de drempel hoger om ervan te snoepen. Als je echter weet dat deze zaken tijdens een eetbui ook niet veilig zijn, doe het dan niet.
- Je koopt al snel te veel voor je visite, uit angst dat je je gasten nee moet verkopen. En wat doe je met de restjes? Haal niet langer te veel in huis! Op het moment dat je in de winkel denkt: ik neem voor de zekerheid dit nog maar mee, weet je het; dit heb je dus echt niet nodig! Als je jezelf beloont door te sparen (zie 1.1 Een beloning kiezen), vergeet dan niet het bedrag te noteren dat je niet uitgeeft en stop het in je spaarpotje.

- Houd je toch nog over? Geef de laatste visite wat mee naar huis, als die het goed kan gebruiken.
- Werk niet volgens het 'alles of niets'-principe, want in beide gevallen voel je je ontevreden als de visite weg is. Spreek daarom met jezelf af, *voor de visite komt*, wat je zelf zal eten en drinken. Bijvoorbeeld: wel een stukje taart, maar geen chips en dergelijke of andersom. Zo geniet je mee, kan je trots zijn op jezelf en let je goed op je gewicht.
- Zorg voor voldoende caloriearme drankjes zoals koffie, thee, water met prik en light-fris.
- Spreek met jezelf van tevoren af wat en hoeveel je zal drinken. Energiearme dranken kun je natuurlijk onbeperkt nemen. Maar bepaal wel hoeveel vruchtensap, vruchtenbowl, gewone frisdrank en alcohol je zal nemen.
- Je kunt tot een bepaald tijdstip alleen maar koffie en thee zonder suiker, water of light-fris drinken. Hierna neem je dan een paar hapjes of alcoholische drankjes, bijvoorbeeld twee.
- Drink bijvoorbeeld om en om een glas alcohol en een glas water of light-fris.
- Besef dat als je alcohol drinkt, je je dan losser zal gaan voelen. Je zal dan makkelijker je goede voornemens laten varen, waardoor je later van jezelf baalt. Alcoholische dranken leveren naar verhouding veel energie.
- Je kunt vooraf bepalen dat je zelf alleen op bepaalde momenten iets neemt, bijvoorbeeld op elk heel uur of elke derde ronde.
- Zorg dat je jezelf bezighoudt, zodat je minder geneigd bent zelf wat te pakken.
- Zorg dat je niet te dicht bij je eigen hapjes staat of zit.
- Zet naast of in plaats van minder goede hapjes ook gezondere hapjes op tafel. Zo heb je zelf ook meer afwisseling in wat je neemt. Hartige tips, met vezels en weinig (verzadigd) vet zijn:
  - toastjes met tapenade, hummus (Turkse kikkererwtenpuree), zelfgemaakte tonijnsalade of zalm;
  - olijfjes;
  - rol augurkjes, komkommerstaafjes, babymaïskolfjes en asperges in magere ham, rookvlees, fricandeau, rookvlees, kip- of kalkoenfilet;
  - kruidenboter van halfvolle boter en verse kruiden naar wens;
  - zelfgemaakte gezouten popcorn uit de magnetron;
  - japanse mix en zoute stokjes;

- prikkers met 30+ kaas of gerookte kipfilet en een augurkje, radijsje, druifje, stukje meloen, kerstomaatje, stukje mandarijn, stukje ananas, een zilveruitje, stukje babymaïskolfje;
- sushi;
- dadels, pruimen of abrikozen gevuld met zachte (magere) kaas;
- vitamines dippen: augurkjes, stukjes komkommer, kerstomaatjes, babymaïskolfjes, stukjes bloemkool, stukjes wortel, radijsjes of stukjes paprika. Meng magere yoghurt met magere kwark en/of met sla- of fritessaus en breng op smaak met zout en bijvoorbeeld een zakje dipsauskruiden, gembersiroop of verse groene kruiden (zoals bieslook, peterselie, basilicum, oregano) of kerriepoeder, knoflook, tomaten- of curryketchup, mosterd.

Nog hulp nodig?

Kun je nog extra steun gebruiken? Plan een bezoekje aan de diëtist. Zo kan je samen een goede strategie bedenken en achteraf bespreken hoe het ging.

5.4   Eerste hulp bij vakantie

Vakantie is iets om naar uit te kijken. Maar als je lijnt of je gewicht op peil wil houden, kan het ook spanningen geven. Door hiermee rekening te houden bij je vakantiekeuze, help je jezelf te genieten van je verdiende ontspanning. En valt je gewicht bij terugkomst niet tegen!

DE VALKUIL EN DE KRACHT VAN VAKANTIE

Even helemaal los

Op vakantie breek je even uit je dagelijkse beslommeringen. Je krijgt de mogelijkheid om negatieve gebeurtenissen in je leven te relativeren. Daardoor kan je beter ontspannen en krijg je een nieuwe, frisse kijk op de dingen. Je bent even vrij om te doen en te laten wat je wilt. Je voelt je misschien vrij in je badkleding, omdat je zo goed bent afgevallen. Je kunt beter aandacht besteden aan je partner, je gezin en andere sociale contacten. Samen doe je op vakantie nieuwe ervaringen op.

Tegenvaller

Vakantie kan ook spanningen geven. Omdat je moe en gestrest op weg gaat. Omdat je je werk moeilijk kunt loslaten. Omdat je meer op elkaars lip zit. Omdat je het niet eens wordt over de invulling van de dagen. Of omdat je snel last hebt van heimwee. Omdat je hoofdpijn krijgt of wat grieperig wordt als je je ontspant, als reactie op stress. Of omdat je nergens zo goed slaapt als in je eigen bed. Misschien heb je gerekend op prachtig weer en is het weken slecht. Of durf je niet in badkleding op het strand omdat je jezelf te dik vindt.

Altijd anders
Hoe goed je ook thuis op je gewicht kunt letten, tijdens je vakantie is dat altijd moeilijker. Het andere ritme, de andere omgeving, de ontspanning of juist de spanningen beïnvloeden je eetpatroon. Bijvoorbeeld:
- als je een tijd onderweg bent en je bent aangewezen op eten in wegrestaurants, in het vliegtuig of de autoslaaptrein;
- als je in een hotel zit en je alle maaltijden daar of in andere restaurants gebruikt;
- als je minder zelf kookt en meer uit eten gaat dan thuis;
- als je door een ander dagritme op andere tijden eet dan thuis;
- als je door een ander ritme minder vaak op de dag eet dan thuis;
- als je meer (alcohol) drinkt dan thuis;
- als je meer ijsjes eet dan thuis;
- als je minder beweegt dan thuis.

Geef je gewicht een stem
Houd je geen rekening met je gewicht dan is de kans groot dat je (veel) aangekomen bent bij thuiskomst. Dit jojoën is niet goed voor je lijf en voor je zelfbeeld. Ben je aan het afvallen? Dan is het absoluut-noodzakelijk dat je tijdens je vakantie je gewicht stabiel probeert te houden. Door bij de keuze van je vakantiebestemming ook mee te laten wegen hoe je je gewicht op peil kunt houden, help je jezelf het beste.

ZO OVERLEEF JE DE VAKANTIE
- De allereerste en belangrijkste tip is: verwacht niet dat je tijdens de vakantie snel afvalt. Je eet en drinkt altijd meer en anders dan thuis. Stel daarom je doel bij en *houd je gewicht stabiel*. Ben je toch afgevallen, dan is het meegenomen.
- Hoe meer invloed je hebt op wat en wanneer je eet, hoe beter het is voor je lijn. Dus zelf boodschappen doen en zelf koken is veel beter dan in een hotel of een all-inclusive resort. Een all-in vakantie biedt nog wel de meeste verleidingen. Je kunt de hele dag door eten en drinken, er is ruime keuze en eten in overvloed en... je hebt er immers al voor betaald!

- Zelf koken? Dan maak je maaltijden, op zo min mogelijk pitten, die snel klaar zijn. Of je gebruikt een skottelbraai. Verzamel gedurende het jaar je favoriete makkelijke en snelklaar recepten, om mee te nemen.
- Houd je van barbecueën? Kies voor magere vleessoorten. Of snijd vette randjes weg. Je kunt ook voor vis (in een aluminiumfoliepakketje) kiezen. Voorgegaarde spiesjes en drumsticks zijn snel klaar. Rooster eens voorgekookte aardappel in folie. Serveer er rode sausjes bij of maak zelf magere saus van magere yoghurt, een beetje halvanaise en kruiden. Lekker met brood en salade.
- Eet je (toch) veel buiten de deur? Zie voor tips 5.1 'Eerste hulp bij een etentje'.
- Zorg dat je voor de heen- en terugweg zo veel mogelijk geschikt eten meeneemt. Fruit, tussendoorkoeken, belegde broodjes, thee, koffie, water, light-fris, bouillon, rijstwafels, suikervrije kauwgum enzovoort. Voor de kinderen kan je gerust wat snoep meenemen, maar op is op. Je zult misschien nog best een wegrestaurant aan moeten doen, maar het scheelt je zeker in energie en in geld! Het geld dat je uitspaart kan je in je spaarpotje stoppen (zie 1.1 Een beloning kiezen).
- Op vakantie heb je meestal een ander ritme. Probeer toch tijdens je vakantie zo veel mogelijk de regelmaat erin te houden. Neem bij een uitstapje zelf wat eten en drinken mee, om te voorkomen dat je te lang wacht op een volgende maaltijd. Hierdoor heb je niet de neiging te veel te eten als je eindelijk uitgehongerd op een terras belandt.
- Zorg voor voldoende drinken bij warm weer of op grote hoogte op de wintersport. Neem je flesje water mee.
- Beweging ontspant! Beweging helpt mee om af te vallen en op gewicht te blijven, maar ook tijdens de wintersportvakantie boek je winst als je zelf kunt koken.
- Neem je tijdens de vakantie meer extra's te eten en te drinken (zoals snoep, zoutjes of alcohol) dan thuis? Vraag jezelf eens af waarom. Is het omdat je je heerlijk ontspannen voelt, of omdat je juist erg gespannen bent?
- Vakantie kan je letterlijk en figuurlijk een afstand bieden van je dagelijkse problemen. Dit kan je helpen een patroon te doorbreken. Maak er gebruik van!

Nog hulp nodig?
Vind je het moeilijk om tijdens je vakantie rekening te houden met je gewicht? Bespreek vooraf met een diëtist tips en mogelijkheden, afgestemd op je vakantiebestemming.

5.5 Eerste hulp bij de feestdagen

Hoe combineer je de gezelligste tijd van het jaar met het lijnen? Met tips geniet je van de feestdagen én kan je tevreden zijn over je gewicht.

DE VALKUIL VAN DE FEESTDAGEN

De feestdagen aan het eind van het jaar horen gezellige familiedagen te zijn. Maar als je op je gewicht let, zie je er misschien ook tegenop. Tijdens Sinterklaas, Kerst en Oud en Nieuw wordt er uitgebreid gegeten en gedronken. En als je lijnt weet je wat het betekent als je daar allemaal aan toegeeft. Je baalt ervan dat anderen alles kunnen eten zonder aan te komen en dat jij je bij elke hap schuldig voelt.

Allemaal vet?
Is er bij jou na een feestdag een paar kilo bij? Trap niet in de valkuil dat dit allemaal kilo's vet zijn! Dat is namelijk zeer onwaarschijnlijk. Om 1 kilo vetweefsel erbij te krijgen moet je 7000 kcal extra eten en/of drinken. Voor 2 kilo extra is dat 14.000 kcal. De hoeveelheid energie, die je met alles wat je eet en drinkt op een hele dag binnenkrijgt, ligt rond de 2000 kcal. Het is dan vrij onwaarschijnlijk dat op één zo'n avondje meer dan drie of zes keer zoveel binnenkrijgt! Geloof je het niet?
Om 7000 kcal binnen te krijgen moet je 44 oliebollen eten. Dan kom je 1 kilo vetweefsel aan. Als je dubbel zoveel eet is het 2 kilo.

Wat is het dan wel?
Als die paar kilo extra op de weegschaal geen vetweefsel kan zijn, wat is het dan wel? Een deel van die kilo's is water, omdat hartige hapjes erg zout zijn. Zout houdt tijdelijk water vast in je lichaam. Dit raak je in de loop van de week weer kwijt. Ook zal er nog wat extra aan voedsel in je darmen zitten. Ook dit gaat er vanzelf weer uit.
Je zult zeker meer hebben gegeten en gedronken, dus meer energie hebben binnengekregen, tijdens de feestdagen. Hier zal je lijf extra vetweefsel van maken. Maar 1 à 2 kilo vet kan het echt niet zijn.

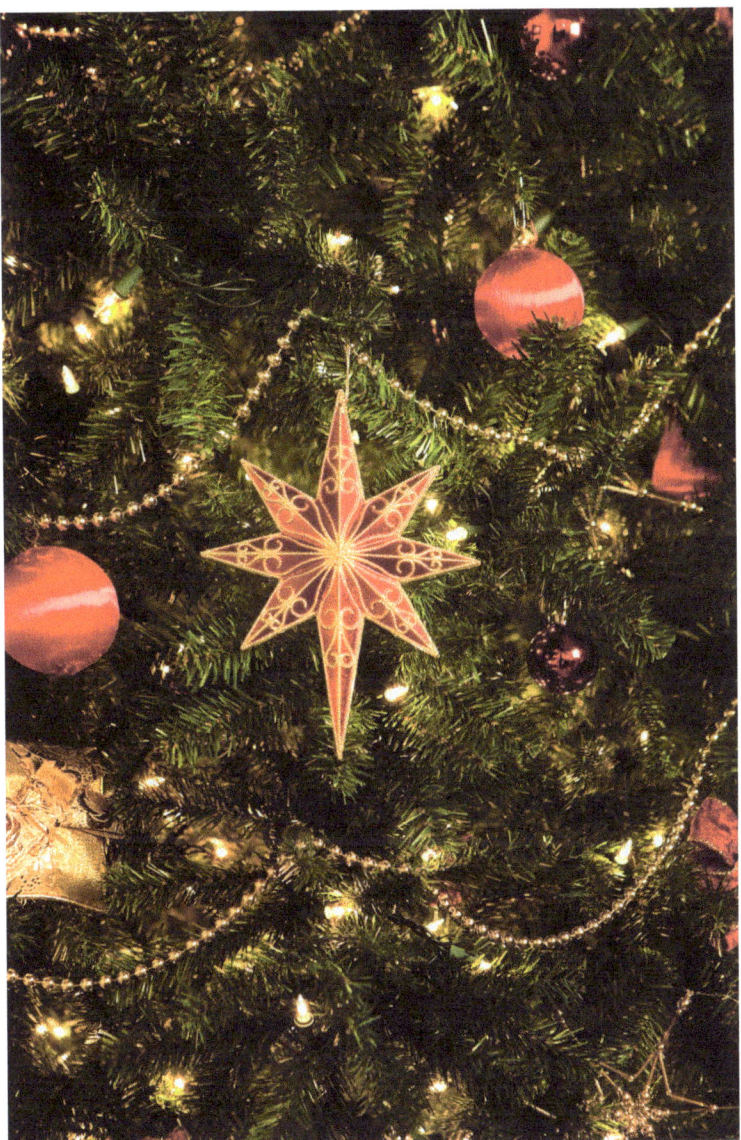

Alles of niets

Ben je een 'alles of niets'-type, dan zijn de feestdagen ook lastig als je op je gewicht wilt letten.

Vind je van jezelf dat je toch van alles moet kunnen genieten, zonder dat je rekening houdt met de lijn? Dan baal je achteraf vaak toch dat je bent aangekomen en voel je je misschien slachtoffer van je lichaam of de lekkere dingen.

Als je van jezelf helemaal niets mag krijg je ook spijt: lukt het je namelijk om echt niets te nemen, dan baal je er misschien van 'dat je

ook nergens meer van mag genieten'. Als je jezelf niets gunt en je houdt het niet vol, dan baal je ook; je voelt je een slappeling omdat je hebt 'gezondigd'.
Zo doe je het dus nooit goed.

De gulden middenweg
Vraag je bij het bovenstaande af of jij zo'n type bent. En als dat zo is, stel je dan eens voor dat een goede vriend of vriendin zo is. Wat zou je hem of haar dan adviseren te doen in deze situatie?
Belangrijk is dat je een leuke tijd hebt. Belangrijk is ook dat je na de feestdagen tevreden kan zijn over wat en hoeveel je hebt gegeten en gedronken. De kunst is om een goede middenweg te vinden. Om zover te gaan als jij dat wil.
Een goede voorbereiding en tactiek zullen je hierbij helpen. Het is een kwestie van oefenen, dus ga de gezelligheid er niet voor uit de weg.

ZO OVERLEEF JE DE FEESTDAGEN

Algemene tips
- De allereerste en belangrijkste tip is: verwacht niet dat je rond de feestdagen snel zult afvallen. Je eet en drinkt altijd meer en anders dan gedurende de rest van het jaar. Stel daarom je doel bij en houd vanaf Sinterklaas, of als je dit niet viert, vanaf Kerstmis tot en met de eerste week van januari je gewicht stabiel. Ben je toch afgevallen, dan is het meegenomen.
- Werk niet volgens het 'alles of niets'-principe, want in beide gevallen voel je je ontevreden na de feestdagen. Spreek daarom met jezelf af, *voor het feest*, wat je wel en niet zal nemen. Bijvoorbeeld: wel een oliebol, maar geen hartige hapjes of juist andersom. Wel iets drinken maar niet iets eten of andersom.
- De winkels liggen al weken voor de feestdagen vol met pepernoten, banketstaven, chocolade, marsepein, oliebollen, proefkerststollen enzovoort. Laat je niet verleiden door deze verkooptrucs. Bescherm jezelf en je huisgenoten door het pas in huis te halen vlak voor de feestdagen. Zo geef je ook het goede voorbeeld aan je kinderen.
- Bescherm jezelf en je huisgenoten ook door er niet te veel van in huis te halen. Omdat je dit lekkers meestal alleen in deze tijd van het jaar eet, neem je er al snel te veel van. Koop wat je echt lekker vindt, niet te veel en geniet er dan van!

Tips rond Sinterklaas:
- Verwacht je van anderen (veel) chocoladeletters, banketstaven,

borstplaat, speculaas, pepernoten of marsepein te krijgen? Maak vriendelijk doch beslist duidelijk wat je wel en niet wil hebben en waarom. Zo gun je jezelf wat, maar bescherm je jezelf tegen de verleiding er te veel van te nemen.
- Krijg je (toch) meer lekkers dan je eigenlijk wilt hebben? Geniet van de smaak, maar gooi het teveel weg. Vind je dit zonde of vervelend ten opzichte van de gulle gever? Jouw eigen gezondheid en gewicht zijn echt belangrijker! Je kunt het ook weggeven, maar wel aan iemand die het echt kan gebruiken.
- Gebruik de lekkernijen niet als (schoen)kadootjes voor de kinderen.

Tips voor de Kerstdagen:
- Ga je eten in een restaurant? Kijk dan bij 5.1 'Eerste hulp bij een etentje'.
- Ben je uitgenodigd bij bekenden voor het diner? Dan kun je ook nog tips halen uit 5.2 'Eerste hulp bij feestjes'.

Organiseer je zelf een diner? Denk aan de volgende tips:
- Zorg voor voldoende energiearme drankjes zoals koffie, thee, water met prik en light-fris.
- Spreek met jezelf van tevoren af wat en hoeveel je zal drinken. Energiearme dranken kun je natuurlijk onbeperkt nemen. Maar bepaal wel hoeveel vruchtensap, gewone frisdrank en alcohol je neemt.
- Als je alcohol drinkt, voel je je losser. Je zal dan makkelijker je goede voornemens laten varen, waardoor je van jezelf baalt na het feestje. Alcoholische dranken leveren naar verhouding veel energie.
- Laat je inspireren door kookboeken en (gratis) tijdschriften, waarbij je extra let op energiearme feestrecepten.
- Kies caloriearme voorgerechten zoals bouillon, salade en meloen met ham.
- In deze periode is veel wild en kalkoen (of ander gevogelte) verkrijgbaar; lekker vetarm! Maar ook (vette) vis is een goed idee. Serveer er meerdere soorten groenten en salade bij.
- Je kunt ook steengrillen, gourmetten of chinees fonduen (met bouillon) met magere stukjes vlees, vis, omelet en groenten. Serveer er rode sausjes bij of maak zelf magere saus van magere yoghurt, een beetje halvanaise en kruiden. Maak kruidenboter van halfvolle roomboter. Serveer er brood en salade bij.
- Maak je een nagerecht met (vers) fruit, dan kun je hiermee ook energie besparen. Sorbetijs en waterijs zijn beter voor de lijn dan roomijs.
- Besef dat kerstfeest niet alleen leuk is omdat er voldoende eten en

drinken is. Wat het leuk en gezellig maakt zijn de gesprekken en de spelletjes met elkaar. Spelletjes doen leidt je af van eten en drinken. En maak tussendoor een stevige wandeling!

Tips voor Oud en Nieuw:
- Kijk voor tips bij 5.2 'Eerste hulp bij feestjes'.
- Typische lekkernijen op oudejaarsavond zijn oliebollen (160 kcal per stuk), appelflappen van bladerdeeg (400 kcal per stuk) of appelbeignets van gefrituurde appelschijf in dun laagje beignetbeslag (80 kcal per stuk). Zoals je ziet verschillen ze aardig in aantal calorieën.
- Het beste is het als ze zijn gefrituurd in gezond frituurvet (met veel onverzadigd vet). Niet omdat ze dan minder energie bevatten, maar omdat het gebruikte vet beter is voor je hart en bloedvaten. Vraag ernaar bij de oliebollenkraam.
- Frituur je zelf? Gebruik dan olie (zoals slaolie, zonnebloemolie of arachideolie) of vloeibaar frituurvet in plaats van vast frituurvet. Deze bevatten weinig van het slechte (verzadigd) vet en veel van de goede (onverzadigde) vetten.
- Frituur bij een temperatuur tussen de 150 en 180 graden Celsius. Als de temperatuur te laag is nemen de oliebollen te veel vet op. Is de temperatuur te hoog, dan kunnen de bollen aan de buitenkant verbranden, terwijl de binnenkant misschien nog niet eens gaar is. Zeef het frituurvet na elk gebruik. Gebruik het niet vaker dan 5-7 keer. Vervang het ook als het sterk ruikt of als er een sterke smaak aan zit, het donker of stroperig wordt, gaat walmen of schuimen. Zo beperk je het ontstaan van schadelijke stoffen.

5.6 Eerste hulp bij een ingrijpende gebeurtenis

In je leven kom je veel ingrijpende situaties tegen, waardoor het lijnen tijdelijk moeilijker gaat. Denk aan een wekenlange verbouwing van je keuken, maar ook aan het plotseling overlijden van een dierbare. Jouw basisbehoeften in je leven worden hierdoor bedreigd, waardoor het lijnen je moeilijker valt. Hoe ga je daar het beste mee om?

Val je in zo'n situatie juist af?
Krijg je geen hap meer door je keel? Dan vind je het gewichtsverlies misschien zelfs een prettige bijkomstigheid. Lees bij 1.9 'Het effect van stress' om erachter te komen dat het een hele normale reactie is in zulke situaties!

Ook nu help je jezelf met de tips die daar staan, of die je hierna vindt.

DE VALKUIL VAN EEN INGRIJPENDE GEBEURTENIS

Je leven onvoldoende in eigen hand

Met ingrijpende gebeurtenissen worden die situaties bedoeld die emotioneel en/of praktisch veel van je aandacht vragen gedurende een korte of langere periode. Dit zijn onverwachte gebeurtenissen, zoals het plotseling ernstig ziek worden of overlijden van een naaste, een huisinbraak, een dierbare die een ongeluk krijgt.
Voorbeelden van langdurige ingrijpende situaties zijn het begeleiden van je partner of ouder bij een ziekteproces, het begeleiden van je kind met een psychiatrische stoornis, het proces op weg naar een scheiding, het vinden van werk. Het kunnen ook planbare gebeurtenissen zijn, zoals je eigen huwelijksdag, een verbouwing van je huis, het ondergaan van een operatie.
Deze ingrijpende situaties brengen jouw basisbehoeften en die van je naasten in gevaar. In deze behoeften moet eerst weer worden voorzien, wil jij vooruit kunnen in je leven.

Wat zijn de basisbehoeften van een mens?

De belangrijkste lichamelijke behoeften zijn het aanwezig zijn van voldoende eten en drinken, kleding en onderdak, slaap en aanraking. Ook het gevoel van veiligheid, bijvoorbeeld door het hebben van een inkomen, een huis, een stabiele relatie is voor een mens zeer belangrijk. Daarbij komt het ervaren dat je ergens bij hoort. Dat je liefde, respect en genegenheid deelt met anderen. Denk aan liefde voor je ouders, partner, kinderen, vrienden en de relatie die je hebt met vrienden en collega's of je baas.
De mens heeft ook behoefte aan het hebben van een doel, het gevoel dat je iets betekent in het leven. En het zo nu en dan ervaren van nieuwe dingen; het aangaan van nieuwe uitdagingen is belangrijk om te kunnen groeien in het leven.
Ingrijpende situaties vragen zeer veel aandacht op emotioneel en praktisch gebied. Het gevolg hiervan is dat het, gedurende een korte of langere periode, onmogelijk is om veel aandacht te kunnen schenken aan afvallen en op gewicht blijven. Het veranderen van gedrag

verdient namelijk zoveel aandacht en oefening, dat dat het beste lukt in een situatie waarin in de meeste van jouw basisbehoeften is voorzien.

ZO HOUD JE REKENING MET JE GEWICHT BIJ EEN INGRIJPENDE GEBEURTENIS

- De allereerste en belangrijkste tip is: verwacht niet dat je tijdens een stressvolle periode (snel) afvalt. Stel daarom je doel bij en houd je gewicht stabiel. Dit kan nog lastig genoeg blijken. Stel jezelf niet onnodig en onrealistisch teleur.
- Het kan helpen om je voor te stellen dat deze situatie je beste vriend(in) overkomt. Wat zou je hem of haar dan adviseren?
- Vertrouw op alle nieuwe gewoonten die je inmiddels, met behulp van dit boek, hebt aangeleerd. Deze geven je houvast in moeilijke tijden. Ook al lukt het je misschien niet (altijd), kijk naar wat wel lukt.
- Betreft het een verbouwing van je keuken? Bereid je goed voor- .Creëer voor jezelf de mogelijkheid toch rekening te houden met je gewicht. Improviseer een kookgelegenheid en/of eet gezond bij anderen.
- Cijfer je jezelf weg voor een ander? Realiseer je dan dat als je zelf niet op de been blijft, je ook niet goed voor een ander kan zorgen. Wees realistisch en vraag hulp, waar het kan.
- Ben je erg afhankelijk van anderen wat betreft de invulling van je tijd, zoals lange dagen in het ziekenhuis voor onderzoek? Houd toch zo veel mogelijk vaste tijden aan voor je maaltijden. Neem geschikt eten en drinken mee.
- Lees het onderdeel 1.9 'Het effect van stress'. Dit heeft veel raakvlakken.
- Duurt de stressvolle tijd zo lang, dat je ook weer wilt werken aan afvallen? Overleg met een diëtist. Bekijk samen je mogelijkheden.

Toch (veel) aangekomen?

Ben je, ondanks het gebruik van bovenstaande tips, te veel naar je zin aangekomen? Vraag je dan af hoeveel extra je waarschijnlijk was aangekomen, als je er *helemaal* geen rekening mee had gehouden. Wees tevreden met wat je toch hebt bereikt. Aarzel niet om hierbij hulp te vragen aan je krachtteam.

Misschien ben je nog zo kort met dit boek bezig, dat nieuwe gewoonten nog onvoldoende zijn ingesleten. Dan is het logisch dat de stressvolle situatie sterker is.

Bij een volgende gebeurtenis gaat het vast beter.

Meer informatie?

Voedingscentrum.(2009). *Eettabel* 2009. Den Haag: Voedingscentrum.
Te bestellen via www.voedingscentrum.nl/webshop.
De *Eettabel* biedt handige en nuttige informatie over meer dan 1600 verschillende voedingsmiddelen. Per voedingsmiddel wordt de hoeveelheid van de volgende voedingsstoffen aangegeven: energie, eiwit, koolhydraten, vet, verzadigd vet, voedingsvezels en natrium.

www.voedingscentrum.nl
Alles over gezonde, veilige en eerlijke voeding, vertaald naar bruikbare richtlijnen en adviezen. Bevat veel recepten. Met de 'uitgebreid zoeken' functie selecteer je caloriearme receptuur.

www.ah.nl/recepten
Met de 'uitgebreid zoeken'-functie selecteer je slanke recepten.

www.kiesbeter.nl
Deze site is bedoeld voor alle volwassen inwoners van Nederland die vragen hebben op het gebied van zorg, zorgverzekeringen en gezondheid. Je kunt hier onder andere zorgverleners bij jou in de buurt vinden.

www.wnf.nl/viswijzer
De VISwijzer is een handig kaartje voor consumenten ter grootte van een creditcard. Hierop staat welke vis verantwoord gevangen is en je dus met een gerust hart kunt eten, en voor welke vis je beter niet kunt kiezen. De VISwijzer geeft consumenten een advies om te kiezen voor visvangst die het leven in zee zo weinig mogelijk beschadigt.

www.beweegmaatje.nl
Het doel van Beweegmaatje is mensen in de gelegenheid stellen een sport- of beweegmaatje te vinden. Op Beweegmaatje vind je mensen die ook een sport- of beweegmaatje zoeken.

www.actiefmet.nl
Op ActiefMET registreer je al je activiteiten en vergelijkt ze met de beweegnorm, met je eigen beweeghistorie of met een trainingsschema. Bovendien kan een trainer je interactief begeleiden om je doel op verantwoorde wijze te behalen.

www.wateetenbeweegik.nl.
Met de Caloriechecker kun je checken hoeveel calorieën en (verzadigd) vet een product levert. Je kunt ook checken hoeveel calorieën en (verzadigd) vet je op een dag binnenkrijgt. Bij de uitkomst krijg je advies.
Met de Beweegwijzer kun je op een handige manier zien of je aan de beweegnorm voldoet.

www.dieetinzicht.nl
Als je op de website invult wat je dagelijks eet en drinkt wordt hier een voedingsrapport van gemaakt. Daarbij wordt aangegeven hoeveel energie, eiwitten, vetten, koolhydraten, vitamines en mineralen in jouw voeding zitten. Deze hoeveelheden worden vergeleken met de Aanbevolen Dagelijkse Hoeveelheden.

www.hartstichting.nl
Voor actuele en betrouwbare informatie over hart- en vaatziekten.

www.mlds.nl
Voor actuele en betrouwbare informatie over maag-, lever- en darmaandoeningen.

www.darmgezondheid.nl
Betrouwbare informatie over het maag- darmkanaal en gezondheid. Hierop vind je een heel mooi filmpje over de werking van de spijsvertering.

www.dvn.nl
Voor actuele en betrouwbare informatie over diabetes.

www.wcrf-nl.org
Voor actuele en betrouwbare informatie over de preventie van kanker door gezonde voeding en leefstijl.

www.alcoholinfo.nl
Voor actuele en betrouwbare informatie over alcohol.

www.eetstoornis.info
Voor actuele en betrouwbare informatie over eetstoornissen.

Register

aapmens 74
ademhaling 71
afvalstoffen 69, 69
afweerstoffen 68
afweersysteem 69
alcohol 72, 76, 77, 83, 86, 145
alleseter 74
alvleesklier 30, 62, 69
angst 53, 84
anus 63
appelvorm 79
avondmens 71
bacteriën 63
bacteriën, goede 61
bacteriën, schadelijke 69
bacteriën, slechte 62
basisbehoeften 173
bedorven voedsel 64
belonen 17
beweegdagboekje 35
beweging 114
bio-impedantiemeter 36
bioactieve stoffen 61, 97
biologische klok 69
bioritme 69
bloed 68
bloeddruk 28
bloedsomloop 71
BMI 37
Body Mass Index 37
borstvoeding 64, 148
botten 69
bouwstof 77
bouwstoffen 61
braken 151
brandstoffen 61
buikvet 77

cafeïne 72
calorieën 41
cholesterol 29, 127
concentratievermogen 71
cortisol 71
dagboekje bijhouden 31
darmbewegingen 71
darmen 69
diabetes 127
diabetes mellitus 30
diarree 151
dikke darm 63
dikke darmbacteriën 126
diverticulitis 127
diëtist 21
drugs 72
dun beleg 99
dunne darm 62
eerste hulp bij een etentje 154
eerste hulp bij een ingrijpende gebeurtenis 172
eerste hulp bij feestdagen 168
eerste hulp bij feestjes 157
eerste hulp bij vakantie 165
eerste hulp bij visite 162
eetbuien 150
eetdagboekje 32
eetlust 71
eiwitten 61, 69, 76, 77, 83
emoties 53, 84
energie 41, 75, 77
energiebronnen 79
energieverbruik 41
energievoorraad 79
enzymen 62, 91
eten met aandacht 93
etentje 154

feest 157
feestdagen 168
fruit 96
fysiotherapeut 23
gedragstherapeut 22, 59
geheugenstoornissen 70
geur 64
gevoel 53
gewicht 85
gewichtsverloop 85
gewoonten 56, 84
gewrichtsklachten 30
gifstoffen 69
glucose 30
glycogeen 77
groeihormonen 71
groenten 107
haptotherapeut 22
hart 68
hart- en vaatziekten 29, 70
hartslag 71
HDL 29
helpers 20
hersenen 67, 81
hoge bloeddruk 29, 79
Homo sapiens 74
honger 81, 101
hongersnood 53, 79
hoofdhonger 92
hoog cholesterol 79
hormonen 68, 91
hormoonafscheiding 71
huid 69
huisarts 21
huisgenoten 23
hulpstoffen 61
ideeën over eten 84
ingrijpende gebeurtenis 172
insulineongevoeligheid 30
jojo-effect 80, 151
kant-en-klaarmaaltijd 135
kant-en-klaarmaaltijden 130
kcal 41
kerstdagen 171
kilocalorieën 41
koken 129
kookboeken 130
koolhydraten 61, 69, 76, 77, 79, 83
krachtteam 20

laxeermiddelen 151
LDL 29
lever 62, 69
lichaamssamenstelling 85
lichaamstemperatuur 71
lichamelijke inspanning 117
lunch 119
maag 62, 69, 82
maag-darmkanaal 60, 101, 126
maag-darmklachten 70
maaghonger 89
maagsap 62, 91
medicijnen 83
meetlint 36
melatonine 71
melkproducten 111
menstruatiecyclus 71
menstruatieperiode 86
metabolisme 67
middelomtrek 37, 39
mineralen 76
mond 62
's nachts eten 144
negatieve gedachten 55
neus 81
nieren 69
obesitas 37
obstipatie 127
ochtendmens 71
oertijd 114
ogen 81
omnivoor 74
ontbijt 100
ontlasting 63
ontspanning 48
Oud en Nieuw 172
overgewicht 37, 127
overlevingsmechanisme 79
partner 43
peervorm 79
portiegrootte 83, 136
prebiotica 127
proeven 64
psycholoog 22, 59
puberteit 69
QI 37
Quetelet Index 37
recepten 130
reclame 82, 139

relatietherapeut 46
Richtlijnen Goede Voeding 75
roken 72, 87
ruiken 64
ruststofwisseling 40
Schijf van Vijf 75
schildklier 69
Sinterklaas 170
slaap 71
slaap- en waakritme 71
slaapapnoe 30
slaapstoornissen 70
slokdarm 62
smaak 64
smaakonderzoek 65, 142
smaakpapillen 64
sparen 17
speeksel 62
spieren 69
spierweefsel 40, 80
sporten 114
sportschool 118
stappenteller 118
stofwisseling 67, 71
stomen 133
streefgewicht 36
stress 46, 58, 70
stressgevoeligheid 71
taillemeten 36
tailleomvang 39
tandglazuur 151
tong 62
trek 81

tussendoortjes 124
urine 69
vakantie 165
vaste voedingsmiddelen 111
vegetarisch 74
vertering 61
vet 76
vetcellen 79, 80
vetreserve 79, 80
vetten 61, 69, 76, 76, 79, 83
vetvoorraad 79
vetweefsel 40, 78
vezels 61, 76, 126
virussen 69
visite 162
vitamine D 69
vitaminen 76
vitaminepil 96, 108
vloeibare voedingsmiddelen 111
vocht 61
voedingsstof 75
voedingsstoffen 68, 69, 69, 75, 83
vrienden 23
vriendinnen 23
water 76, 95, 110
weegschaal 36
wegen 86
wilskracht 11
zelfbescherming 54
zenuwen 67
zintuigen 81
zuurstof 68, 69
zwanger 148

GPSR Compliance
The European Union's (EU) General Product Safety Regulation (GPSR) is a set
of rules that requires consumer products to be safe and our obligations to
ensure this.

If you have any concerns about our products, you can contact us on

ProductSafety@springernature.com

In case Publisher is established outside the EU, the EU authorized
representative is:

Springer Nature Customer Service Center GmbH
Europaplatz 3
69115 Heidelberg, Germany

www.ingramcontent.com/pod-product-compliance
Ingram Content Group UK Ltd.
Pitfield, Milton Keynes, MK11 3LW, UK
UKHW051238180426
11947UKWH00013B/835